Stoddard

Das Anti-Angst-Programm für Frauen

Für Scarlett, mein mutiges Mädchen.

Bleib dabei, deine Stimme zu benutzen.

Mami steht immer, immer hinter dir.

Die Autorin

Jill A. Stoddard, PhD, ist Psychologin, Autorin, Speakerin und Podcasterin. Sie hat das Center for Stress and Anxiety Management in San Diego, Kalifornien, gegründet. Ihr Schwerpunkt liegt auf der Behandlung von Angstzuständen, wobei sie vor allem mit der Akzeptanz- und Commitment-Therapie (ACT) arbeitet. Sie schreibt regelmäßig für den Blog »Psychology Today« und moderiert den Podcast »Psychologists Off The Clock« zusammen mit drei anderen klinischen Psychologen. Ihre Mission ist, anderen, insbesondere Frauen, zu helfen, das Ich zu entdecken, das sie sich am meisten wünschen, damit sich ihr Leben bedeutungsvoller und lebendiger anfühlt. Mehr unter: www.jillstoddard.com

Inhalt

Einführung

Du warst niemals das Rotkäppchen.
Du warst immer der Wolf.
In jeder Frau steckt ein Wolf. Ihr Wolf ist der,
die sie war, bevor die Welt ihr diktierte, wer sie
zu sein hat. Ihr Wolf ist ihr Talent, ihre Kraft,
ihre Träume, ihre Stimme, ihre Neugierde, ihr Mut,
ihre Würde, ihre Wahl – ihre wahre Identität.

Abby Wambach, Wolfpack

Warum bloß fühlt es sich so an, als würde das Leben immer schwerer – liegt es etwa an mir? Da Sie dieses Buch lesen, nehme ich an, dass es Ihnen ähnlich geht. Worum auch immer es sich dreht – ob Kinder, Freunde, Partner, Arbeit, Schule, Finanzen, Gesundheit, Technologien, To-do-Listen, Terroranschläge, Sexismus, Rassismus, Homophobie, Politik – ein wahres Bombardement an Nachrichten prasselt täglich auf uns ein und führt uns unentwegt vor Augen, wie sehr sich diese Welt in Aufruhr befindet, wie wenig Kontrolle wir selbst darüber haben und wie langsam die Mühlen der Veränderung mahlen. Das alles kann uns gehörig über den Kopf wachsen.

Umso mehr, wenn wir unter Ängsten leiden.

Angststörungen sind die am meisten verbreiteten psychischen Beschwerden. Einer von drei Amerikanern leidet darunter[1] und weltweit sind 264 Millionen Menschen[2] irgendwann im Laufe ihres Lebens von Angststörungen betroffen. Als Frauen ist für uns die Wahrscheinlichkeit, im Laufe eines Zeitrahmens von zwölf Monaten unter einer Angststörung zu leiden, etwa *doppelt so hoch* wie bei Männern.[3] Irgendwie schockiert mich diese auf die Verbreitung von Ängsten bezogene Geschlechterdifferenzierung nach wie vor; Sie womöglich auch. Andererseits ist dies auch naheliegend, denn die Forschung stellt in Bezug auf Frauen fest:

- Wir werden für die gleichen Jobs schlechter bezahlt als Männer.[4]
- Es ist unwahrscheinlicher, dass wir mit unserer Berufsbezeichnung vorgestellt werden als Männer.[5]
- Auf unserem Karriereweg haben wir mehr Hürden zu überwinden als Männer.[6]
- Wir werden mit Darstellungen, wie wir auszusehen haben (groß, schlank, modisch gekleidet, perfekte Brüste, keine Zellulite, perfekte Haut, natürlich), bombardiert und negativ davon beeinflusst.[7]
- Wir kümmern uns mehr um familiäre Dinge und Haushaltsangelegenheiten, selbst wenn wir einem Beruf außer Haus nachgehen.[8]
- Die Wahrscheinlichkeit von sexueller Belästigung und Übergriffen ist in bestimmten Lebensphasen sehr hoch. Junge Mädchen werden doppelt so häufig sexuell missbraucht wie Jungen gleichen Alters.[9,10]
- Wenn wir als liebenswert empfunden werden, werden wir als weniger kompetent eingestuft, wenn wir als kompetent eingestuft werden als weniger liebenswert.[11,12]
- Wir ergreifen seltener das Wort, wenn Männer im Raum sind.[13]
- Wenn wir unseren Ärger zeigen, werden wir bestraft, während Männer belohnt werden.[14]
- Wir werden als weniger begehrenswert angesehen, wenn wir Männer übertreffen.[15]
- Wir zahlen mehr für gleichwertige Produkte, wenn sie speziell für Frauen gelabelt sind als für die identischen Produkte, die für Männer gelabelt sind (auch unter dem Begriff »Pink Tax« bekannt).[16]
- Von uns wird erwartet, dass wir bei der Arbeit mehr unattraktive Aufgaben übernehmen, deren Ergebnis kaum wahrgenommen wird oder keinen Einfluss auf persönliche Beurteilungen oder Beförderungen hat.[17]
- Für Fehler werden wir strenger bestraft als Männer, besonders in traditionellen Männerdomänen.[18]

Es ist eine harte Welt für Frauen. Wen wundert es da, dass wir uns mit Ängsten, Zweifeln und Stress herumquälen. Und mal ehrlich: Auch die vielgerühmte Technologie hilft uns da nicht weiter. Soziale Medien sind eine Brutstätte sozialen Kräftemessens. Wir checken unser Standing in einer Gruppe mehr denn je und fürchten, den Ansprüchen nicht zu genügen. Und nicht selten kommt es uns so vor, als besäße jeder den Schlüssel zum Leben, wisse, was wann zu sagen ist, wie man Erfolg hat, wie man souverän, stressfrei und glücklich lebt – nur wir selbst seien am Tag der Schlüsselübergabe abwesend gewesen.

So sieht es also aus. Wir fühlen uns unfähig und kämpfen mit unseren Ängsten, während die anderen Mütter fröhlich mit Pinterest-Cupcakes aufkreuzen. Wir fühlen uns unzureichend, während unsere tiefenentspannte Yogalehrerin in ihrer Freizeit auch noch Geflüchtete unterstützt. Daraus können wir dann nur die eine Schlussfolgerung ziehen: Mit uns stimmt irgendetwas nicht. Wir müssen einen Schaden haben, ziemlich hinüber sein. Und weil wir so sehr leiden, sind wir ängstlich, sehen stets schwarz und sind total gestresst.

Häufig wird uns vermittelt (und wir glauben es auch oft selbst), wir hätten Wonderwoman zu sein, die ruhig, zuversichtlich und gelassen alles mit links schafft. Deshalb lesen wir Bücher und Blogs oder hören Podcasts, um herauszufinden, wie wir mit unseren goldenen Lassos den inneren Frieden einfangen und mit unseren kugelsicheren Armreifen Stress abwehren. Wir bemühen uns, wie eine dieser Wonderwomen zu sein, die mit sich selbst völlig im Reinen ist. Wir haben letztlich nur dieses eine Leben und sollten deshalb das Beste daraus machen. Und das ist nicht möglich, wenn wir ängstlich und kaputt sind, oder? Nicht ganz.

Was, wenn nicht die Sorgen das Problem sind?

Sind wir kaputt? Ja, das sind wir. Zeigen Sie mir ein menschliches Wesen, das weder Mühe noch Schmerz kennt, und ich zeige Ihnen, dass Sie in einer Fantasiewelt gelandet sind. Unser Leben beginnt im wahrsten Sinne des Wortes im Schmerz: Wir kommen schreiend aus dem Mutterleib (und sollte es nicht so sein, dann bedeutet das absolut nichts Gutes). Wer kennt nicht das Gefühl, abgelehnt, kritisiert oder verlassen zu werden, Fehler zu machen, zu scheitern, im Unrecht zu sein, beschädigt zu werden? (Und glauben Sie durch die Gehirnwäsche sozialer Medien bloß nicht etwas anderes.) Wir sammeln unser ganzes Leben Verletzungen über Verletzungen an, was in uns die Überzeugung festigt, wir seien unperfekte, eben »kaputte« Wesen. Vielleicht haben Sie Bücher gelesen, mit Therapeuten oder Freunden geredet, die Ihnen zu versichern versuchten, Sie seien nicht kaputt, die versuchten, Ihre Sicht der Dinge zu ändern oder Ihr Selbstwertgefühl zu stärken.

Dazu bin ich hier nicht angetreten, denn hier geht es um Folgendes: *Vielleicht ist es in Ordnung, kaputt zu sein.* Ein defekter Knochen heilt wieder, doch die Bruchstelle wird für immer auf dem Röntgenbild sichtbar sein und wir empfinden dort bei einem Wetterumschwung noch immer Schmerzen. Und doch führen wir unser Leben fort, mit sämtlichen Narben und allem anderen. Wäre es nicht befreiend, wenn Sie Ihr Kaputtsein einfach nur anerkennen würden? Peng, ich bin kaputt. Völlig. *Und* ich führe ein unglaubliches, reiches, bedeutungsvolles Leben. Mit all den Leiden, den Sorgen, den Zweifeln und dem Stress, die natürlich dazugehören.

Wenn Sie jetzt noch immer lesen und dieses Buch noch nicht in Ihre »Diese Autorin ist doch wohl nicht ganz dicht«-Mülltonne gepfeffert haben, dann versuche ich Ihnen jetzt zu vermitteln, dass Sorgen, Ängste und Stress vielleicht gar nicht die Übeltäter sind. Schmerz, ob physisch oder emotional, kommuniziert mit uns. Der körperliche Schmerz, den wir empfinden, wenn wir auf die heiße Herdplatte fassen, gibt uns die wichtige Information, dass wir die Hand schleunigst wieder wegnehmen müssen, wenn wir eine gefährliche Verbrennung verhindern wollen. Gefühle wie Sorgen und Ängste *können* auf ein ähnliches Bedürfnis hinweisen, wie sich zurückzuziehen oder etwas zu verhindern. Doch häufig missinterpretieren wir die Botschaft unserer Gefühle.

Da wir Menschen schmerzliche Gefühle nicht besonders mögen (und von Wonderwoman erwartet man ohnehin, dass sie diese unter Kontrolle hat), tendieren wir dazu, alles zu tun, um dem durch diese

Gefühle verursachten Unbehagen vorzubeugen, es zu vermeiden oder ihm zu entfliehen. Jetzt denken Sie vielleicht: *Na ja, klar, was denn sonst?* Ich möchte Ihnen sicher nicht suggerieren, dass das Empfinden von Schmerzen etwas Ruhmreiches ist, um des Schmerzempfindens willen. Dennoch haben wir die Vorstellung entwickelt, dass schmerzhafte Empfindungen »schlecht« sind, dass sie bedeuten, etwas sei »falsch«, das richtiggestellt werden muss.

Wenn Sie auf die heiße Herdplatte fassen, dann teilt Ihnen der Schmerz selbstverständlich mit, dass Sie Ihre Hand von dieser Hitzequelle entfernen müssen und diese so lange nicht mehr anfassen, bis sie nicht mehr heiß ist. Aber würden Sie deshalb Ihren Herd außer Betrieb nehmen? Das ganze Mistding zum Recylinghof bringen? Vielleicht sogar, um ganz sicher zu gehen, das Kochen völlig aufgeben oder die Küche nicht mehr betreten? Das klingt jetzt natürlich lächerlich, weil wir wissen, dass diese Maßnahmen nicht nötig sind, um eine erneute Verbrennung zu vermeiden. Doch oft tun wir genau das, wenn es um emotionalen Schmerz geht.

Lassen Sie uns mal anhand Ihrer persönlichen Erfahrungen tiefer in diese Vorstellung eintauchen. Denken Sie an ein zurückliegendes problematisches Ereignis oder eine Abfolge von Ereignissen in Ihrem Leben, das/die bei Ihnen Sorgen, Ängste, Ärger, Schmerz, Besorgnis oder Selbstzweifel ausgelöst hat/haben. Vielleicht hat Sie ein Ihnen wichtiger Mensch kritisiert oder beleidigt, ein Liebespartner hat Sie betrogen, ein enger Freund hat Sie hängenlassen, Sie wurden Opfer eines Überfalls oder eines Autounfalls oder waren Sexismus oder Schikane ausgesetzt. Versuchen Sie, die Gedanken und Gefühle wieder aufzurufen, die Sie in dieser Situation erlebt haben. Sie sind kaputt! Vielleicht sogar sehr.

Nun überlegen Sie, was anschließend passierte. Was vielleicht sogar noch immer passiert. Haben Sie sich bemüht, die Erinnerung daran wach zu halten und noch mehr Schmerz zu vermeiden? Haben Sie nach dem Unfall aufgehört, auf der Autobahn zu fahren oder sogar das Autofahren ganz aufgegeben? Haben Sie nach der Affäre nie wieder anderen Menschen und Liebespartnern vertraut?

Nach so einer harten Erfahrung hat sich etwas verändert. Sie haben nicht nur gelernt, dass eine einzige Person, ein Ort oder eine Situation gefährlich oder schuldig ist. Sie haben womöglich Ihr Verhalten allen Menschen, Orten oder Situationen gegenüber geändert, um sich vor neuerlichen Verletzungen zu schützen. Und jetzt kommt die absolute Krönung – wenn Sie aufhören Auto zu fahren oder sich zu verabreden, dann können Sie auch nicht verunglücken oder betrogen werden – die Vermeidungsstrategie, die Ihnen ein Gefühl von Sicherheit und Kontrolle verleiht, funktioniert. Sie lernen daraus, dass der Weg zum Wohlbefinden über die Vermeidung führt. Aber zu welchem Preis?

Nun sind Sie vielleicht – statt zu der entschlossenen Frau zu werden, die Sie wirklich gerne wären – zu einer Version der Frau geworden, die von Ängsten, Sorgen, Zweifeln oder dem dringenden Bedürfnis nach Sicherheit gesteuert ist. Vielleicht sind Sie eine Frau, die denkt »Ich bin beschädigt« oder »Ich bin kaputt« und von dieser Annahme ihr Leben beherrschen lässt. Wenn das der Fall ist, dann sind Sie womöglich eine Vielfliegerin in dem Krisenherd, den man Komfortzone nennt. Sie kennen diesen Ort, an dem alles vertraut erscheint, wo Sie sich unangreifbar wähnen, sich behaglich fühlen und wo Sie das Gefühl der Berechenbarkeit und Kontrolle haben.

Keine Frage, die Komfortzone ist bequem. Doch sie ist niemals der Ort, an dem Magie entsteht. Rufen Sie sich einmal eine Zeit mit einer intensiven positiven Emotion in Ihrem Leben hervor, zum Beispiel dieses berauschende Gefühl, wenn Sie mit jemandem, den Sie liebten, wieder zusammenkamen. Was musste zwangsläufig diesem Gefühl vorausgehen? Die Antwort lautet: Der Schmerz, ihn oder sie so sehr zu vermissen, dass es wehtat.

Den Stolz und die Zufriedenheit, die sich einstellen, wenn man eine Auszeichnung erhält, befördert wird oder eine Prüfung besteht, würde man längst nicht so intensiv erleben, wenn man zuvor nicht den dringenden Wunsch und die Angst empfunden hätte. Ich wette sogar, dass die meisten großen und bedeutenden Änderungen bisher in Ihrem Leben niemals aus der Komfortzone heraus stattgefunden haben. Was mich betrifft, so erwuchs dieses Buch – das für mich von enormer

Wichtigkeit ist – aus einer immens schmerzhaften Erfahrung mit einem einst von mir respektierten Kollegen, gepaart mit dem Gefühl der Machtlosigkeit rund um #MeToo, #TimesUp und den Anhörungen von Christine Blasey Ford im amerikanischen Kongress. Nachdem sie den Kandidaten für ein Richteramt im obersten Gericht, Brett Kavanaugh, des sexuellen Übergriffs bezichtigt hatte, hatte sie die Kraft aufgebracht, sich allen belastenden Fragen des Justizausschusses des Senats zu stellen und all das erneut zu durchleben, was sie als traumatisches Erlebnis beschrieb. Dieses Buch wäre nicht entstanden, hätte ich Urlaub in der Komfortzone gemacht.

Alle Emotionen – sowohl die angenehmen als auch die, auf die wir lieber verzichten würden – haben ihren Zweck und ihren Wert. Ohne Ängste würden wir nicht für eine Prüfung lernen, uns auf Präsentationen vorbereiten oder uns um unsere Kinder kümmern. Vor allem ist der emotionale Schmerz aber ein Leuchtpfeil, der direkt auf das weist, was für uns wirklich zählt. Wenn es uns nicht wichtig wäre, wäre kein Anlass für Schmerzen gegeben.

Also, hinterfragen Sie das mal für sich. Denken Sie an das letzte Mal, als sie aufgrund all der in Ihrem Kopf herumschwirrenden Sorgen schlaflose Nächte verbrachten. Haben Sie sich gefragt, ob Netflix in der Lage sein würde, die Produktion seiner süchtig machenden Serien beizubehalten? Vielleicht liegt Ihnen sehr daran, die neuen großartigen Serien zu entdecken, aber ich wette, Sie werden nicht von der Frage um den Schlaf gebracht, ob diese Gelddruckmaschine jemals versiegen wird – wenig Sorge, wenig Schmerz.

Was macht Ihnen also wirklich Sorgen? Die Menschen, die Tiere oder die beruflichen Erfolge, die Sie lieben? Vielleicht sorgen Sie sich auch darum, dass Sie nicht schlafen könnten. Was würde denn passieren, wenn Sie übernächtigt wären? Würde es die Menschen, Tiere oder beruflichen Erfolge, die Sie lieben, beeinträchtigen? Checken Sie Ihre persönlichen Sorgenschwerpunkte und ich garantiere Ihnen, dass Sie den Leuchtpfeil entdecken werden.

Wie dieses Buch Ihnen hilft, Ihr Leben in die Hand zunehmen

»Das Anti-Angst-Programm für Frauen« ist Ihr persönlicher Leitfaden zur Entdeckung dessen, was Ihnen und der leidenschaftlichen Frau, zu der Sie werden können, wirklich wichtig ist – alias »das Ich, das Sie sein möchten« – sobald Beschwerden, Ängste, Sorgen, Stress und all das Sie nicht länger bremsen. Wenn Sie an »das Ich, das Sie sein möchten« denken, dann stellen Sie sich die folgenden Fragen:

- Was müssten Sie anders machen, um nicht mehr der Stimme zu gehorchen, die Ihnen einflüstert, jeder hätte einen Plan, nur Sie würden es nicht auf die Reihe kriegen?
- Wer könnten Sie sein, wenn die Angst vor negativer Beurteilung oder Ablehnung Sie nicht mehr lenken würde?
- Wofür würden Sie stehen, wenn Sie die »Was-wäre-Wenns« und die Angst vor Unklarheit nicht daran hindern würden?
- Wie könnte Ihr Leben aussehen, wenn Sie die Rüstung ablegten, mit der Sie sich zwar sicher fühlen, die Sie aber daran hindert, sich in Ihrem Leben frei zu bewegen?

Dieses Buch will Ihnen helfen, die Antworten auf diese Fragen zu finden, Ihre Narben anzuerkennen und zu akzeptieren und die ersten Schritte in eine neue Richtung zu unternehmen, hin zu Ihrem besten, stärksten, authentischsten (und stolz kaputten!) Selbst. Es will Ihnen dabei helfen, Ihr »Ich« zu erkennen und das zu werden, was Sie sein möchten.

Dieses Buch basiert auf den Prinzipien der Akzeptanz- und Commitment-Therapie (ACT[19]). ACT (ausgesprochen wie der englische Begriff »act« für »Handlung«) ist ein psychotherapeutischer Ansatz, dessen Ziel die Verbesserung der psychischen Flexibilität bzw. der Fähigkeit ist, eine bessere Verbindung zum Jetzt, zum gegenwärtigen Moment aufzubauen (mit allen Gedanken, Emotionen, Erinnerungen, Ereignissen und Bedürfnissen, egal wie problematisch sie sind) und sich für diejenigen Aktivitäten zu entscheiden, die mit den tief verwurzelten eigenen Werten übereinstimmen.[20] Das Ziel der ACT ist es nicht, sich besser zu fühlen, sondern sich besser zu entscheiden. Es besser zu machen. Besser zu leben.

Ängste haben mit einem weltweit 15-prozentigen Zuwachs im Laufe des letzten Jahrzehnts Hochkonjunktur.[21] Die ACT gilt als wirksames Instrument zur Reduzierung von Leiden und zur Verbesserung der Lebensqualität von Menschen, die unter Ängsten leiden, das bestätigen wissenschaftliche Studien.[22–26] Und ACT scheint tatsächlich viele Betroffene anzusprechen. Auch ich persönlich lebe und liebe ACT und meine Patienten sind ebenfalls davon überzeugt. In mindestens einer Studie dazu bescheinigten die Patienten, mit ACT zufriedener als mit der traditionellen kognitiven Verhaltenstherapie zu sein.[27]

Gendersensitivität

Hoffnung und Intention des Buchkonzeptes sind, dass es sowohl Cis-Gender-Frauen (also solche, deren Geschlechteridentität mit dem bei der Geburt festgestelltem Geschlecht übereinstimmt) als auch Trans-Frauen, nonbinäre und solche mit nicht eindeutigem Geschlecht anspricht. Es wurde von einer Cis-Frau geschrieben, deren Sicht unbeabsichtigt befangen sein könnte.

Zu einem meiner wichtigsten Grundsätze gehört es, integrativ und bejahend zu sein. Außerdem sind mir lebenslanges Wachsen und Lernen wichtig, besonders im Bereich kultureller Sensibilität. In diesem Sinne lade ich Trans, Nonbinäre, geschlechtlich nicht Eindeutige und andere dazu ein, mich persönlich anzusprechen, wenn sie Schreibweisen kennen, von denen sie denken, dass sie sensibler, bejahender und inklusiver sein könnten.

Was Sie von diesem Buch erwarten dürfen

Dieses Buch verhilft Ihnen zu einer neuen Sicht darauf, was es bedeutet, eine leidenschaftliche Frau zu sein. Es unterstützt Sie dabei, den Fokus auf die wirklich wichtigen Dinge zu legen: Wer und wie Sie sein möchten – das Ich, das Sie sein möchten – wenn Sie durch dieses Leben voller Herausforderungen schiffen. Sie werden ...

- sich Ihrer angstvollen Gedanken und Gefühle bewusster, insbesondere, wenn diese ein Hindernis für die Lebensweise darstellen, die Sie sich wünschen.
- lernen, Verbindungen zwischen Ihren Gedanken und Gefühlen und Ihren Aktionen (oder Interaktionen), für die Sie sich entscheiden, zu erkennen.
- entdecken, welche Funktion Ihr Verhalten hat – wie die von Ihnen gewählte Handlung Ihnen in diesem Moment hilft (und das tut sie, sonst würden Sie es nicht machen!) – und ihre möglichen Folgen.
- lernen, Ihr Verhältnis zu Ängsten und anderen Emotionen zu ändern, sodass Sie sie nicht länger davon abhalten, Ihr bestes Ich zu sein und Ihr bestes Leben zu leben.
- lernen, eine bessere Wahl zu treffen, sodass Ihr Leben durch mehr Bedeutung, Lebendigkeit und Stärke bestimmt wird.

Dieses Buch teilt sich in zehn relativ kurze, pointierte Kapitel auf (denn welche Frau, die alles im Griff haben muss, hat schon die Zeit, ein langes und langatmiges Buch zu lesen?!) und basiert im Kern auf dem Konzept der ACT. In jedem Kapitel finden Sie Metaphern und experimentelle Übungen, die Ihnen dabei helfen, das, was Sie lernen, zu verinnerlichen und anzuwenden, indem Sie die gelesenen Worte in die Praxis umsetzen und damit eine engere Verbindung zu Ihrer persönlichen Erfahrung herstellen.

Die Kapitel sind wie folgt aufgeteilt:

- Kapitel 1 »Erweitern Sie Ihr Wissen über die Angst« (S. 25) bringt den Ball mittels Basisinformationen über Ängste, Sorgen, Furcht, Stress und die mit ihnen verbunden sogenannten Funktionsstörungen ins Rollen.

- Kapitel 2 »Werfen Sie die Fesseln der Angstvermeidung ab« (S. 39) fokussiert sich auf Angsterfahrungen und den Drang, diese zu vermeiden. Sie lernen die Idee des »Was wir vermeiden, bleibt bestehen« kennen – dass Schmerz ein fester Bestandteil des Menschseins ist, während das Leiden aus dem Bemühen entsteht, Schmerz zu vermeiden.
- Kapitel 3 »Lassen Sie Ihre Macht durch Achtsamkeit wachsen« (S. 58) befasst sich mit der Bewusstheit des jetzigen Moments als Mittel zur Schaffung eines Raums, in dem Sie bewusste, wohlüberlegte, von Werten gesteuerte Entscheidungen treffen können. Mithilfe von Achtsamkeit werfen Sie den Autopiloten aus dem Cockpit und übernehmen das Steuer selbst.
- Kapitel 4 »Schwingen Sie die Waffe der Bereitschaft« (S. 71) stellt eine Alternative zur Vermeidungstaktik vor: Hier stellt sich Ihnen eine »Versuch's-doch-mal«-Einstellung zu welcher Ihrer inneren Erfahrungen auch immer – Ihren Gedanken, Gefühlen und Erlebnissen – vor.
- Kapitel 5 »Verkünden Sie den Sieg durch Werte« (S. 87) dreht sich um den Wert der Identifikation – Sie definieren das Leben, das Sie sich wünschen und die Eigenschaften des Seins und Tuns, die ihnen wirklich wichtig sind.
- In Kapitel 6 »Lernen Sie Ihre Rüstung kennen« (S. 111) erforschen wir den Einfluss Ihrer Vergangenheit auf Ihr heutiges Leben. Wir entdecken Ihre Schutzmechanismen und schätzen deren Risiko-Nutzen-Verhältnis ein.
- Kapitel 7 »Werfen Sie Ihre Rüstung ab« (S. 133) bietet einen Leitfaden, wie Sie wenig hilfreiche Gewohnheiten zugunsten eines wertgesteuerten Lebens abstoßen. Dazu gehört auch, sich von einengenden Gedanken zu lösen, indem Sie zu einem wissbegierigen Beobachter Ihrer eigenen Gedanken werden.
- Kapitel 8 »Finden Sie Kraft in einem neuen Selbst« (S. 150) erklärt das Konzept des Selbst und lehrt Sie psychologisch flexible Reaktionen auf Ihre eigene Geschichte und Ihre innere Kritikerin. Hier geht es auch um Selbstmitgefühl.

- Kapitel 9 »Werden Sie zu Ihrem besten Ich« (S. 170) befasst sich mit den Schritten – auf Worte folgen Taten –, mit denen Sie zu Ihrem leidenschaftlichsten und selbstbestimmten Selbst werden. Und es geht darum, wie man Hindernisse überwindet.
- Kapitel 10 »Leidenschaftlich leben: das Finale« (S. 189) bringt das alles über eine Zusammenfassung und Verbindung der Konzepte mit durchgehendem Fokus auf die angewandte Praxis zusammen. Dieses Kapitel ist auch deshalb ganz besonders, weil es inspirierende persönliche Geschichten existierender Frauen enthält, die durch ACT gelernt haben, selbstbestimmter zu handeln.

Die angewandte Praxis in der ACT

Wir Menschen haben ein erstaunliches Gehirn (besonders die Frauen, stimmt's, Mädels?), das es uns ermöglicht, zu denken und Sprache zu verwenden. Leider bringt uns die Sprache aber auch zuweilen in Schwierigkeiten. Damit meine ich nicht die »Sprachschwierigkeiten«, wegen derer Sie einen Teil Ihres Gehalts an die Fluch-Kasse abgeben müssen. Ich spreche von der Sprache, die Regeln, Voraussagen, Bewertungen und Vergleiche (wie »ich bin kaputt«) schafft, welche unser Erleben der Welt verändern und Leid verursachen können. Lassen Sie uns kurz ein Beispiel betrachten.

Stellen Sie sich vor, ich säße mit einer tragbaren grünen Schultafel neben Ihnen. Um Ihre Aufmerksamkeit zu erlangen, kratzte ich langsam mit meinen langen Fingernägeln über die Tafel. Ziehen Sie jetzt Ihre Schultern bis über beide Ohren? Haben Sie eine Gänsehaut? Bedenken Sie: Es ist gerade gar keine Tafel in Ihrer Nähe. Sie mussten für die körperliche und physische Reaktion lediglich an diese Tafel *denken*.

Die Sache ist die, dass Sie eine Reaktion auf das Lesen der Worte »Fingernägel auf Schultafel« zeigten, die Sie trotz der Abwesenheit des direkten Erlebnisses mit der Schultafel in diesem Moment beeinflusst. Es ist natürlich ziemlich wahrscheinlich, dass Sie bereits Ihre Erfahrung mit Fingernägeln auf Schultafeln gemacht haben. Und Sie könnten natürlich entgegnen: »Fingernägel auf Schultafeln sind aber auch wirklich grauenhaft und sollten, wenn immer möglich, vermieden werden!« Schön und gut. Aber trotzdem sind im Moment noch immer keine Schultafeln in Ihrer Nähe.

Was wäre, wenn Sie sich genau jetzt entschließen würden, dieses Buch nicht mehr weiterzulesen, die Schule abzubrechen oder bei Ihrer nächsten Lektüre Ohrstöpsel zu tragen, weil Ihnen die Sprache Ihres Verstandes sagt, dass Fingernägel auf Schultafeln einfach zu grauenhaft und nicht zu ertragen sind?

Genauso ist es, wenn wir solche Gedanken haben wie »Ich bin sicher, meine Freunde finden mich nicht sehr unterhaltsam« oder »Meine Kollegen werden meine neuen Ideen für blöd halten« oder »Was, wenn diese Kopfschmerzen das Symptom einer schrecklichen Krankheit sind?« Solche Gedanken halten wir oft für die reine Wahrheit, auch wenn nichts davon gerade wirklich so passiert. Und so verpassen wir Dinge. Wir lassen den Mädelsabend sausen, statt uns mit anderen Frauen zu verbünden, wir behalten unsere Ideen für uns, statt uns als wagemutige Teammitglieder zu präsentieren oder verbringen Stunden mit Doktor Google oder beim Arzt, statt die Zeit mit Familie und Freunden zu genießen.

Hatten wir etwa in der Vergangenheit ein leidvolles Erlebnis, das unsere Befürchtungen bestätigt hätte? Sicher, vielleicht hatten wir das (aber nicht zwingenderweise). Und dennoch ist gerade jetzt, in diesem Augenblick eben kein leidvoller Moment. Wir verlassen uns zu sehr auf die Sprache (auf Gedanken, Voraussagen, Regeln, Annahmen und Ähnliches), begeben uns auf direktem Weg zu unserem bevorzugten Sessel in der Komfortzone und leiden daraufhin.

Das Gefangensein in der Sprache verursacht der ACT zufolge eine *psychische Inflexibilität*. Dabei beeinflussen angstbesetzte Gedanken und Gefühle unsere Entscheidungen, selbst wenn diese Entscheidungen nicht mit dem übereinstimmen, was wir uns vom Leben wünschen. Ziel der ACT ist dann, das Leid durch die Entwicklung einer größeren *psychischen Flexibilität* zu mindern – den Willen, mehr im jetzigen Moment zu sein und das zu tun, was wirklich zählt. Können Sie, mit anderen Worten, gleichzeitig den Gedanken haben »Meine Kollegen werden meine neuen Ideen für blöd halten« *und* sich vor dieser Möglichkeit fürchten *und* dennoch Ihre Gedanken äußern, weil es wichtig für Sie ist, eine Stimme zu haben und selbstbestimmt zu handeln?

Also, wenn die Sprache Inflexibilität bewirkt und Sie ein Buch lesen, das sich beispielsweise mit Inflexibilität beschäftigt und dieses Buch wiederum nur aus Sprache besteht – wie um alles in der Welt soll es möglich sein, damit Flexibilität zu lernen? Der Weg, dieses Problem der Sprache bei der ACT zu umgehen, führt über *experimentelles Lernen.*

Das Gegenmittel gegen unflexible Sprache ist Erfahrung

Ein entscheidendes Element der ACT ist das *experimentelle Lernen.* Ein tiefgreifendes Verständnis entwickeln Sie nicht etwa durch das Lesen von Informationen, die ich als »Expertin« an Sie weitergebe (lauter abgefahrenes Zeug), sondern aus sich selbst heraus, wenn Sie diese Gedanken mit Ihrer persönlichen Erfahrung verknüpfen. In diesem Buch finden Sie immer wieder Metaphern und praktische Übungen, die Ihnen die Anknüpfungspunkte dafür liefern, Ihren persönlichen Bezug herzustellen. Natürlich sind auch diese noch in Form von Wörtern auf einer Seite festgehalten – also als Sprache – doch Sie werden feststellen, wie Sprache, in einem passenden Kontext, den Kontakt zu Ihrer eigenen Erfahrung aufbauen kann, statt ausschließlich die Aufgabe zu erfüllen, Vorhersagen, Vergleiche, Sorgen oder gnadenlose, selbstzerstörerische Selbstgespräche zu transportieren.

Für wen ist dieses Buch?

Dieses Buch ist für Sie, wenn Sie das Gefühl haben, durch Ängste blockiert zu werden. Sie wollen die Dinge abwerfen, die Sie davon abhalten, Ihr bestmögliches Ich zu sein oder das bestmögliche Leben zu führen. Sie dürsten danach zu lernen, wie Sie neue Entscheidungen treffen, um Ihr Leben erfüllter führen zu können. Wenn Sie bereit sind, Ängste und andere schwierige Gefühle zuzulassen, um das Leben in vollen Zügen genießen zu können, dann könnten Sie von diesem Buch profitieren. Ob Sie nun zu den Frauen gehören, bei denen eine Angststörung diagnostiziert wurde, oder ob Sie einfach das Gefühl haben, im Leben, bei der Arbeit oder in der Beziehung festzustecken, dieses Buch kann Ihnen dabei helfen, das selbstbestimmte Leben zu führen, das Sie sich wünschen.

Wenn Sie aber nach einem Buch suchen, das Ihnen sagt, wie Sie Ihre Ängste loswerden und den Schlüssel zum ultimativen Glück finden, dann ist dieses Buch nichts für Sie.

Wir werden sehr in die Tiefe gehen und Gefühle spüren. Sie werden *nicht* lernen, wie Sie ungewollte Angstgefühle kontrollieren, vermeiden oder »beheben«. Sie werden auch nicht lernen, wie Sie mehr gewollte Gefühle erlangen. Stattdessen werden Sie lernen, Ihr *Verhältnis* zur Angst zu verändern, sodass diese Sie nicht mehr bremst.

Das Leben zu leben, das wir leben wollen – mit tieferen zwischenmenschlichen Beziehungen, einem erfüllenderen Arbeitsleben, besserem Sex, interessanteren Erlebnissen – bedeutet, Risiken auf sich zu nehmen. Und Risiken auf sich zu nehmen heißt, Ängste und Gefühle der Verwundbarkeit in Kauf zu nehmen. Wenn Sie gewillt sind, diese Gefühle im Tausch für ein besseres Leben zuzulassen, dann ist dieses Buch für Sie. Das bedeutet es, selbstbestimmt zu handeln.

Kapitel 1 – Erweitern Sie Ihr Wissen über Angst

Um Mut haben zu können, musst du Angst haben. Ich bin ein mutiger Mensch, weil ich ein ängstlicher Mensch bin.

Ronda Rousey

Angst ist furchtbar. Sie fühlen sich, als sei Ihr Gehirn von einem Notrufsystem gekapert worden. Gerade eben noch haben Sie an Ihre Alltagsdinge gedacht, Ihre Lieblingssendung gesehen und in der nächsten Minute ist da diese schrillende Sirene! Doch statt sich zu versichern, dass es sich nur um einen Probealarm handelt, hören Sie »Dies ist eine sehr ernste Warnung vom Amt für Katastrophenschutz – Alarmstufe rot. Etwas könnte gerade gehörig schiefgehen – etwa in der Art eines Massensterbens – jederzeit und aus jeglichem Anlass. Und Sie haben definitiv nicht die Fähigkeiten, damit klarzukommen. Also, Mädchen, mach dich bereit!«

Der ständige strömende Input des inneren Warnsystems ist in seinem Ausmaß, seiner Kreativität und seiner Glaubwürdigkeit schon sehr beeindruckend (ich meine, die Stromleitungen in meinem Hinterhof *könnten* Zellmutationen verursachen, oder?). Auch, wenn das innere Warnsystem für kurze Zeit innehält, dauert es nicht lange, bis es übermittelt: »Du meinst also, da wäre nichts, worüber du dich sorgen musst? Tja, im Moment scheint alles in Ordnung zu sein, aber das heißt nur, dass die nächste Hiobsbotschaft kommen wird. Mit Sicherheit.«

Packen Sie's an: Ihr inneres Warnsystem

Können Sie das nachempfinden? Halten Sie kurz inne und lauschen Sie Ihrem inneren Warnsystem. Wenn der Alarm schrillt: Vor welchen Katastrophenarten, die Sie im Auge haben sollten, warnt es Sie? Schreiben Sie dies in Ihr Notizbuch.

Wenn Sie jetzt fragen »Notizbuch, was für ein Notizbuch?«, dann blättern Sie zurück in die Einleitung und lesen Sie den kurzen Abschnitt mit dem Titel »Das Gegenmittel gegen unflexible Sprache ist die Erfahrung«. Erinnern Sie sich, dass praktische Übung nicht nur ein »Kann« sein darf, wenn Sie sich wirklich ein selbstbestimmteres Leben wünschen. Wenn Sie nicht bereit sind, sich mit dem Material aktiv auseinanderzusetzen, könnten Sie auch gleich das bei Weitem nicht so populäre Buch »*Seien Sie mickrig*« lesen.

Was Sie in Ihrem Notizbuch festhalten, wird Ihnen etwas mehr über die spezifischen Arten der Ängste und Sorgen vermitteln, zu denen Sie neigen. Zudem wird es uns etwas darüber sagen, was für Sie wirklich zählt (erinnern Sie sich an den Leuchtpfeil?). Wir werden in späteren Kapiteln zu diesen Notizen zurückkehren, um herauszufinden, wie Ihre Reaktion darauf die Dinge beeinflusst, die Ihnen wichtig sind, und neue, machtvollere Arten der Reaktion kennenzulernen, wenn der Alarm ertönt.

Ängstlich oder besorgt?

Ängste können ihr hässliches Haupt auf vielerlei Arten ausbilden. Der Definition nach ist *Angst* ein Zustand der in die Zukunft gerichteten Bereitschaft, mit potenziell unangenehmen Ereignissen umzugehen. Sie ist verwandt mit, aber doch anders als *Furcht*, die dagegen eine akute Reaktion auf eine momentan wahrgenommene Bedrohung bezeichnet.[28] Oder andersherum: *Furcht* ist das, was wir empfinden, wenn wir plötzlich einem Tiger gegenüberstehen, während Angst das ist, was wir bei dem Gedanken empfinden, ein Tiger könnte um die nächste Ecke biegen. *Sorge* ist der Gedanke, der mit der Angst einhergeht (»Was, wenn um die nächste Ecke ein Tiger lauert?«).

Im Disney-Pixar-Film *»Alles steht über Kopf«* kommt ein Charakter namens »Angst« vor, der sowohl die Furcht als auch die Angst im Gehirn der Protagonistin Riley repräsentiert. Wenn Sie diesen Film noch nicht gesehen haben, empfehle ich das sehr. Sie werden wunderbare (und witzige!) Beispiele von Furcht sehen, zum Beispiel, als Angst auf Rileys plötzliches Wahrnehmen mysteriöser Geräusche in der Dunkelheit ihres neuen Schlafzimmers sofort mit der Vermutung reagiert, dort müsse ein Bär sein (obwohl sie sich mitten in San Francisco befindet). Als Angst um eine Liste möglicher negativer Folgen von Rileys erstem Tag in der neuen Schule gebeten wird, stellt er vergnügt *Angst* dar, indem er danach fragt, wie das Wort »Meteor« buchstabiert wird. Bisher ist Riley noch nichts Unangenehmes zugestoßen, aber Angst ist besorgt um alles, was im Laufe des Tages passieren *könnte* – inklusive Meteoren!

Ihr Körper kann Ihnen höchstwahrscheinlich meisterhaft eine Milliarde körperlicher Empfindungen lehren, die Furcht und Angst begleiten. Dank unseres sympathischen Nervensystems oder unserer Kampf-oder-Flucht-Reaktion haben wir Empfindungen wie ein rasendes Herz, Kurzatmigkeit und Benommenheit. Angstempfindungen umfassen solche Kostbarkeiten wie Kopfschmerzen, Muskelverkrampfungen, Magen-Darm-Beschwerden oder schlechten Schlaf.

Den Unterschied zwischen Angst und Stress betonen

Was hat es überhaupt mit Stress und Angst auf sich? Sind sie dasselbe? Verwandt? Unterschiedlich? Stress und Angst teilen einige sich überschneidende Symptome, sind aber verschiedene Prinzipien. Stress ist eine Reaktion auf eine bestimmte Situation und klingt typischerweise wieder ab, wenn die Situation selbst nicht länger im Zentrum steht (wie zum Beispiel ein anstehender Umzug oder ein Jobwechsel).

Angst ist diffuser und besteht auch dann weiter, wenn sich die Umstände geändert haben. (Sie sind in das neue Haus eingezogen, sorgen sich aber weiterhin darum, ob Sie das »richtige« Haus gekauft haben, sich für das beste Viertel entschieden haben oder vielleicht überhaupt ein Haus hätten kaufen sollen). Stellen Sie sich Stress als einen Zustand vor, in dem Sie auf Aktionen vorbereitet sind, während Angst ein Zustand ist, in dem Sie auf (vermutete) Gefahr eingestellt sind.[29]

Was also verursacht Stress? Wir machen gerne bestimmte Situationen dafür verantwortlich – selbst der Ausdruck »stressige Situation« ist gebräuchlich. Doch Situationen selbst verursachen keinen Stress. Überlegen Sie kurz, was Sie selber stresst, jemand anderen, den Sie kennen, dagegen aber nicht. Wenn »stressige Situationen« Stress verursachten, dann würden wir alle sie ganz genauso empfinden! Mein Mann zum Beispiel fühlt sich sehr gestresst, wenn er hinter jemandem herfahren muss, den er für einen schlechten Autofahrer hält. Ich selber andererseits finde diese Situation nicht besonders stressig. Ich fühle mich allerdings gestresst, wenn ich spät dran bin, während mein Mann sich nicht besonders um Pünktlichkeit schert (dieser Ungläubige!). Das kommt daher, dass Stress aus unserer Bewertung der Situation stammt[30], nicht aus der Situation selbst. Stress bezieht sich insbesondere darauf, ob wir eine Situation als *Bedrohung* wahrnehmen und wenn ja, wie sehr wir an unsere Fähigkeit glauben, damit *umgehen* zu können.

Gehen wir mal davon aus, Sie wären an einem großen Projekt bei der Arbeit oder an der Uni beteiligt. Wenn Sie das nicht als Bedrohung werten (»Bloß nichts überstürzen!«), stresst Sie das auch nicht. Wenn Sie es aber als Bedrohung sehen (»Das entscheidet alles!«) und Sie nicht in Ihre Fähigkeit vertrauen, damit zurechtzukommen (»Es gibt keine Möglichkeit, das zu schaffen – das wird der Flop schlechthin!«), wird Sie das enorm stressen. Wenn Sie zwar eine Bedrohung sehen (»Das entscheidet alles!«), aber meinen, alles zu haben, was Sie benötigen, um effektiv damit umgehen zu können (»Aber ich kenne meine Möglichkeiten und habe auch vorher schon gut unter Druck arbeiten können«), wird es vielleicht eine Stressreaktion geben, die aber nicht so stark ist.

Würden Sie die Sorgen wegzaubern?

Ich nehme an, dass Sie Ihre Angst, Ihre Furcht, Ihre Sorgen oder Ihren Stress schon mehr als einmal weggewünscht haben. Wenn ich Ihnen jetzt sagen würde, dieses Buch besäße ein Geheimfach, das einen Zauberstab enthält, mit dem Sie *all* Ihre Beschwerden einfach wegzaubern könnten – Ängste, Sorgen, Stress, körperliche Leiden – würden Sie den Stab schwingen und einen magischen Spruch murmeln, um sie alle wegzuzaubern? Warum bzw. warum nicht? Es klingt vielleicht einerseits verlockend, aber könnten Sie sich auch irgendeinen Grund vorstellen, warum das eine ganz schlechte Idee sein könnte?

Angst hat einen Zweck! So wie unsere anderen Gefühle. Angst ist es, die uns dazu motiviert, uns auf ein wichtiges Vorstellungsgespräch vorzubereiten, unsere kleinen Kinder zu beaufsichtigen und für das entscheidende Spiel zu trainieren. Was würde passieren, wenn Sie in diesen Situationen keinerlei Angst hätten? Im Sinne von: »Alles ist gut, ich krieg das hin, alles cool, yo.« Und vermutlich würden Sie das Vorstellungsgespräch in den Sand setzen, Ihr Kind im Kaufhaus verlieren und das Spiel vermasseln.

Wie sich zeigt, gibt es eine optimale Erregungszone, innerhalb der man eine Sache gut macht[31]: Wenn die Angst sehr groß oder aber sehr gering ist, hat sie das Potenzial, die Leistung negativ zu beeinflussen. Doch ein moderates Level von Angsterregung? Das ist es, wo es lang geht!

Auch Stress besitzt einen schlechten Ruf.[32] Während Stress Adrenalin freisetzt, schüttet er ebenso Oxytocin aus, das Bindungshormon, das die Empathie fördert und uns motiviert, Fürsorge zu suchen und zu geben. Oxytocin ist ein natürlicher Entzündungshemmer – es ist gut für unseren Körper und stärkt sogar unser Herz. Und faszinierenderweise ist alles, was wir tun müssen, um die negativen Effekte von Stress zu mildern, den Stress als hilfreich zu bewerten – wozu Sie am Ende dieses Kapitels bestens gerüstet sein werden.

Auf individueller Ebene haben unsere Angst, unsere Sorgen, unser Stress und andere psychische Leiden einen Sinn in ihrer Fähigkeit, uns mitzuteilen, was für uns wirklich zählt. Wenn es uns nicht wichtig wäre, würden wir auch keinen Schmerz erleiden. Wenn Sie sich noch einmal Ihren ersten Notizbucheintrag ansehen (»Ihr inneres Warnsystem«), was fällt Ihnen auf? Was sagen Ihre Befürchtungen über das aus, was Ihnen wirklich wichtig ist? Über das, wonach Sie sich sehnen? Was Sie nicht verlieren möchten? Ich gehe davon aus, dass Sie nicht einen Haufen Unsinn geschrieben haben über Ihren schlechten Punktestand beim Onlinegaming.

Und die Furcht? Die Furcht ist unser Freund. Stellen Sie sich vor, Sie treten vom Bordstein auf die Straße, schauen nach links und sehen einen riesigen LKW die Straße runterbrettern, direkt auf Sie zu. Ich hoffe nur, Sie haben sich gegen den magischen Spruch entschieden! Die Furcht ist es, die uns dazu bringt, angesichts der Gefahr zu kämpfen oder zu fliehen (und hoffentlich sagt Ihnen Ihre Furcht, dass es besser ist, vor dem Monster-LKW zu fliehen, statt sich ihm im Kampf zu stellen!)

Elegante Evolution

Wir sind mit der primitiven Gabe der Furcht gesegnet, um unsere Überlebenswahrscheinlichkeit zu verbessern. Ist das nicht genial? Jedes einzelne körperliche Symptom der Furcht (oder der Panik) hat seinen eigenen evolutionär angepassten Zweck.[33] So wird zum Beispiel das Blut aus den Extremitäten zu den großen Muskeln und den lebenswichtigen Organen gepumpt, was eine blasse Haut und kalte oder zittrige Hände bewirkt. Das Herz schlägt kräftiger, um das Blut zu den Muskelgruppen zu pumpen, die für Kampf oder Flucht benötigt werden. Durch Hyperventilieren wird mehr Sauerstoff in das nun schneller zirkulierende Blut transportiert. Schwitzen kühlt den Körper und macht die Haut schlüpfriger usw.

Selbst das Erstarren (von Überfallopfern häufig berichtet) hat einen evolutionären Anpassungszweck. Obwohl die Bewegungslosigkeit zunächst als unvereinbar mit dem Überleben erscheint, wirkt dieses Erstarren wie eine Art Bremse beim Auto, nur dass statt des Autos, das allmählich gebremst wird, um eine Kollision zu vermeiden, die »Erstarrungsbremse« die Kampf-oder-Flucht-Reaktion zeitweilig aussetzt, um die Bedrohung besser wahrnehmen und angemessen darauf reagieren zu können.[34] In den Situationen, in denen das Erstarren meistens auftritt – wie bei Vergewaltigungen, Überfällen und anderer interpersoneller Gewalt – könnten das Kämpfen oder das Fliehen *lebensgefährlicher* als das Erstarren sein. Die Erstarrungsbremse macht es möglich, das Vorhandensein von Waffen wahrzunehmen (beispielsweise) und die Optionen abzuwägen, die zum geringsten Schaden führen.

Und was ist mit Ohnmacht? Könnte auch sie ein evolutionärer Überlebensmechanismus sein? Ohnmacht führt genauso wie das Erstarren zu Unbeweglichkeit, aber zu ihr gehört auch der Verlust des Bewusstseins, was die erhöhte Wahrnehmung und Vorbereitung, die die Erstarrung möglich macht, ausschließt. Dieser Verlust des Bewusstseins würde ebenso die Kampf-oder-Flucht-Reaktion unmöglich machen. Aus diesen Gründen können alle aufatmen, die angesichts von extremer Furcht oder Panik befürchten, ohnmächtig zu werden. Sie fühlen sich durch die veränderte Atmung und den veränderten Blutfluss, die die Angstreaktion mit sich bringt, vielleicht benommen oder schwindelig, doch Panik und Ohnmacht kommen nicht gleichzeitig vor und erfordern gegensätzliche Aktivierungssysteme (Sympathikus versus Parasympathikus), die nicht gleichzeitig arbeiten können.

Eine Ausnahme zur »Sie-werden-nicht-ohnmächtig«-Regel gibt es, und dieses kleine Einhorn ist die evolutionäre Adaptation des Ohnmächtigwerdens durch die Anwesenheit von Blut – auch bekannt unter dem Begriff »Blutphobie«. Angesichts eines Angriffs oder einer Verletzung verringert die Ohnmacht den Blutdruck erheblich, minimiert damit den Blutverlust und erhöht so die Überlebenschancen.[35] Tataa! Eine weitere elegante evolutionäre Anpassung.

Man kann also sagen, dass Angst und Furcht nicht nur normal sind, sondern sogar hilfreich. Menschen sind erstaunliche, komplexe, spezielle Wesen (Frauen natürlich besonders), die entwicklungsgeschichtlich so beschaffen sind, dass sie *aus gutem Grund* denken und fühlen. Und leider muss ich Sie enttäuschen: Es gibt kein Geheimfach mit Zauberstab und wir werden dieses Buch auch nicht verwenden, um irgendwelche »Schmerz, Schmerz, hinweg mir dir«-Zaubersprüche zu sprechen.

Das soll aber nicht heißen, dass Angst und Furcht nicht als unverhältnismäßig empfunden werden können. Aus evolutionärer Sicht[36] repräsentieren Angst-»Störungen« eine extreme Form der ansonsten anpassungsfähigen Angst und Furcht. Die verschiedenen Formen der Angststörungen entwickelten sich aufgrund von spezifischen Ängsten, die dem frühzeitlichen Menschen begegneten, und boten einen Überlebensvorteil durch den erhöhten Schutz vor verschiedenen Risiken. So überlebten zum Beispiel am ehesten diejenigen, die die Bedrohung durch soziale Ausgrenzung in Zeiten, in denen das Jagen und Reisen allein sehr viel lebensgefährlicher war als in Gruppen, erkannten und darauf reagierten.

Soziale Phobie wird als eine extreme Form der normalerweise anpassungsfähigen Angstreaktion gedeutet. Agoraphobie gilt als Erweiterung der adaptiven Vorahnung und Furcht, die den frühen Menschen vor den vielen realen Bedrohungen schützte, die ihm begegnen konnten, wenn er außerhalb des familiären Territoriums unterwegs war.[37] Menschen mit Angststörungen sind wie Autos mit übersensiblen Alarmanlagen: Das Schutzsystem arbeitet einwandfrei, doch es ist so fragil, dass es auf jeden Input – ob er aus einer wirklichen Gefahr oder nur einem Windstoß besteht – wahllos reagiert.

Packen Sie's an: Meine Furcht ist wertvoll für mich

Bevor wir weitermachen, lassen Sie uns einen Zwischenstopp einlegen, um das bisher Gelesene mit Ihren persönlichen Erfahrungen abzugleichen. Widmen Sie dafür Ihrem Notizbuch ein paar Minuten, um sich noch einmal über die Frage Gedanken zu machen, ob Sie Ihre Beschwerden wegzaubern würden, wenn Sie einen Zauberstab dafür hätten.

Schreiben Sie ein paar Möglichkeiten auf, wie Ihre Ängste und Sorgen, Ihr Stress oder Ihre Furcht Ihnen vielleicht helfen könnten (auch, wenn es sich so anfühlt, als sei dieses Gefühl ganz schlecht darin). Wozu hat es Sie motiviert? Wie hat es Sie geschützt (oder versucht, Sie zu schützen)? Was sagt das darüber aus, was Ihnen am wichtigsten ist?

Machen Sie diese Übung auf jeden Fall, denn Sie legt den Grundstein für die Risikobereitschaft in Kapitel 4 (S. 71).

Eine gemeinsame Sprache

Vielleicht haben Sie sich gewundert, als ich darüber sprach, ob Ihre Angst eine soziale Phobie, eine Agoraphopie oder eine Blutphobie ist oder aber einer anderen Diagnose entspricht. Diese Bezeichnungen sind es, die in der Regel im medizinischen Kontext verwendet werden und dabei helfen können, die verschiedenen Arten einzuordnen, wie sich Angst, Furcht und Stress äußern.

Doch für unsere Zwecke – ein selbstbestimmteres Leben zu führen – ist eine solche Begriffsverwendung weder relevant noch notwendig. Den diagnostischen Begriffen mangelt es an einer Umschreibung der spezifischen Weise, wie *Sie Ihre* Angst empfinden und wie das mit dem Leben, das *Sie* sich wünschen zusammenpasst. Eine gemeinsame Sprache zu haben – die diese diagnostischen Bezeichnungen bieten –, um über die unterschiedlichen Empfindungen von Angst zu sprechen, kann aber dennoch hilfreich sein, wenn es darum geht, mehr über Ängste im Allgemeinen zu erfahren oder wenn Sie einen Experten oder eine Expertin konsultieren möchten, der oder die mit diesen Begriffen vertraut ist.

Um Ihr Wissen über Ängste zu erweitern und Ihnen den üblichen Sprachgebrauch näher zu bringen, möchte ich kurz die Diagnoseparameter für jede der Angststörungen zusammenfassen, wie es das Diagnostic and Statistical Manual of Mental Disorders (Diagnostisches und statistisches Handbuch seelischer Störungen)[38] umreißt. Dennoch werden wir im Rest des Buches nicht weiter über Ängste als einzelne Störungen oder mentale Erkrankungen sprechen. Stattdessen können wir gespannt sein auf unsere individuellen Erfahrungen mit Gedanken, Emotionen, Wahrnehmungen und Verhaltensweisen – wie diese zusammenspielen und Sie Ihrem selbstbestimmten Leben näherbringen oder es erschweren.

Das sind die Kategorien

Gegenwärtig werden fünf Haupt-Angststörungen bei Erwachsenen beschrieben: Panikstörung, Agoraphobie, soziale Phobie, spezifische Phobie und generalisierte Angststörung (GAS). Bis vor Kurzem wurden ebenfalls Zwangsstörungen und posttraumatische Belastungsstörungen (PTBS) zu den Angststörungen gezählt. Doch im Jahr 2013 überführte man sie in eigene Kategorien: Zwangsneurosen und verwandte Störungen bzw. trauma- und stressorbezogene Störungen. Die Hypochondrie, also die Angst vor Krankheit, ist zwar auch eine Störung, die mit Ängsten zu tun hat, wird aber unter somatoformen Störungen eingeordnet. Da alle von ihnen Ängste, Befürchtungen und Stress zum zentralen Merkmal haben, fasse ich sie hier für Sie zusammen.

Panikstörungen werden durch wiederkehrende, unvermittelte Panikattacken in Verbindung mit der Furcht vor kommenden Attacken oder deren Folgen oder einer Verhaltensänderung aufgrund dieser Attacke charakterisiert. Eine Panikattacke wird definiert mit einem plötzlichen Schub intensiver Angst oder Unbehagens, der typischerweise innerhalb von Minuten seinen Höhepunkt erreicht und vier oder mehr körperliche Symptome umfasst, darunter Herzrasen, Kurzatmigkeit, Benommenheit, Taubheitsgefühl oder Kribbeln, Zittern, Schwitzen, Brustschmerzen, Magenbeschwerden, Schüttelfrost oder Hitzeattacken, Gefühl von Irrealität oder Depersonalisation, Todesangst und die Angst, die Kontrolle zu verlieren oder verrückt zu werden.

Agoraphobie äußert sich in ausgeprägter Angst vor oder dem Vermeiden von Orten und Situationen wie öffentlichem Nahverkehr, geschlossenen Räumen, großen Freiflächen, Menschenmengen, der Abwesenheit von zu Hause, wo Flucht oder Hilfe im Falle einer Panikattacke oder anderer an den Ort fesselnde oder peinliche Symptome wie Inkontinenz oder Diarrhö nicht möglich sind.

Soziale Phobien (auch soziale Angststörungen genannt) sind durch die ausgeprägte Angst oder das Vermeiden sozialer Situationen gekennzeichnet (bei der eine oder mehr weitere Personen einbezogen sind), die die Angstsymptomatik nach außen hin sichtbar machen oder eine Fehlleistung zur Folge haben könnten, wodurch der Betroffene verspottet oder gedemütigt werden könnte.

Spezifische Phobien werden beschrieben als Angst oder Vermeidung spezifischer Objekte oder Situationen wie Höhe, Hunde, geschlossene Räume oder Nadeln.

Generalisierte Angststörungen sind durch die exzessive und nicht kontrollierbare Sorge vor einer Vielzahl von Dingen charakterisiert – wie Geld, Schule, Gesundheit oder geringfügige Angelegenheiten – die von mindestens drei der folgenden Symptome begleitet werden: Anspannung und Nervosität, Erschöpfung, Konzentrationsschwäche, Reizbarkeit, Muskelanspannung und Schlafstörungen.

Zwangsstörungen werden mit anhaltenden, störenden, qualvollen Gedanken, Bildern oder Impulsen (auch als Obsession bezeichnet) beschrieben, sowie mit wiederholten oder mentalen Tätigkeiten, die dazu dienen sollen, die durch die Obsession verursachte Qual zu reduzieren.

Posttraumatische Belastungsstörungen sind durch das Eindringen sich wiederholender und quälender Gedanken, Erinnerungen, Albträume oder Ähnliches gekennzeichnet, das Meiden von traumaassoziierten Triggern wie Menschen, Orten oder Situationen; durch Reaktivität in Form von extremer Wachsamkeit, Schreckhaftigkeit, Erregbarkeit und Ähnliches sowie durch Veränderungen von Ansichten und Verhalten wie Selbstvorwürfe und Distanziertheit. Diese Symptome sind die direkte Folge eines traumatischen Erlebnisses, bei dem tatsächlicher oder angedrohter Tod, schwere Verletzungen oder sexuelle Gewalt selbst erlebt, beobachtet oder wiederholt erfahren wurden.

Hypochondrie ist geprägt durch den angstvollen Gedanken, eine schwere Krankheit zu haben oder zu bekommen und wird begleitet von einem extrem sicherheitsgelenkten Verhalten wie Körperbeobachtung, medizinischen Untersuchungen und Arztbesuchen.

Um als offizielle Diagnose zu gelten, müssen alle diese Störungen bestimmte Zeit- sowie Ausschlusskriterien erfüllen. (So dürfen sie nicht durch eine medizinische Erkrankung oder einen Wirkstoff verursacht sein.) Zudem müssen sie signifikantes Leid oder Beeinträchtigungen bei der Arbeit, in der Schule oder in Beziehungen verursachen. Interessanterweise setzt dies voraus, dass die »Störung« selbst das Problem ist.

Was ich und viele andere aber bemängeln ist, dass die »Symptome« (Sorgen, Furcht, Angst, Panik) nicht das tatsächliche Problem darstellen. Lediglich die Abneigung gegen diese Empfindungen führt zur Vermeidung dessen, was die Symptomatik fördert, verstärkt, erhält und das Leben einschränkt. Anders gesagt, ist nicht die Angst das Problem, die *Vermeidung* der Angst ist es. Und genau darum geht es in diesem Buch.

Überleben auf Steroiden

Ich kann mir vorstellen, dass mindestens ein kleiner Teil in Ihnen der überzeugenden These zustimmt, dass Angst und Furcht in der Lage sind, sich anzupassen. Und vielleicht ist da ein weiterer Teil in Ihnen, der sich der exzessiven, extremen Seite von Ängsten anschließt, die da sagt: »Hilfreich hin oder her – meine ›primitive Gabe der Furcht‹ fühlt sich so an, als sei sie auf Speed! Ich schiebe Panik wie nur sonst was! Ich sorge mich dermaßen, das stellt alles in den Schatten! Warum? Wie bin ich so geworden?«

Was macht manche Menschen anfälliger dafür, problematische Angststörungen zu entwickeln als andere? Das versuchen Forscher schon seit Jahren zu beantworten. Wie sich zeigt, ist die Antwort ebenso komplex wie wir selbst (und über das hinaus, was dieses Buch abdecken kann!). Die gute Nachricht ist dennoch, dass wir die facettenreichen Interaktionen zwischen unserer Biologie und unserem Erfahrungswissen nicht verstehen müssen, um uns in Richtung unseres selbstbestimmten Ichs zu dirigieren. Eine Überfokussierung auf das »Warum« und das »Wie« (manchmal auch Intellektualisierung genannt) kann sogar eine Vermeidungsform darstellen und typischerweise mehr Probleme verursachen als lösen.

Denken Sie an sich selbst so, wie Sie auch an Ihr Smartphone oder Ihr Tablet denken. Damit diese elektronischen Geräte funktionieren, ist eine Menge komplizierten Programmierens notwendig. Verstehen Sie die Nullen und Einsen, mittels derer Sie Surfen, Text- und Sprachnachrichten verfassen? Wahrscheinlich nicht. (Es sei denn, Sie sind Programmiererin. In dem Fall: Weiter so!) Und trotzdem beackern Sie die Geräte, tun, was notwendig ist, um Dinge zu erledigen, mit der Familie einen Videochat zu führen, nach Wanderrouten zu suchen und E-Books zu lesen. Sie versuchen nicht, den Code zu interpretieren, bevor Sie das machen.

Was wir wissen ist, dass der Vermeidungsversuch – also die Abneigung, Angst (und andere psychische Beschwerden) zu empfinden, gepaart mit aktiven Bestrebungen, diese zu vermeiden oder ihnen auszuweichen – den Kern aller Angststörungen darstellt.[39] Wenn Sie wachsen, sich lösen und selbstbestimmt werden wollen, müssen wir lediglich den Zustand verstehen, der Ihr Leben durch solche Vermeidungsversuche derzeit limitiert. Das wird Thema des nächsten Kapitels sein.

Zum Mitnehmen

Emotionen wie Angst (der zukunftsorientierte Status der Tigerbereitschaft), Sorgen (Denken, »Was, wenn der Tiger ...«-Komponente der Angst), Furcht (akuter Tigeralarm) und Stress (Einschätzung der Tigerbedrohung und Mangel an Bewältigungsmöglichkeiten) können als Reaktion auf zahlreiche Objekte (wie Tiger), Ereignisse und Situationen entstehen. Da all diese Erfahrungen unangenehm sein können, wünschen wir uns womöglich, sie zu meiden. Doch unsere Gefühle haben einen Zweck – sowohl, uns zu schützen als auch, uns zu verdeutlichen, was uns wichtig ist. Die Abneigung, solche Emotionen wahrzunehmen, kombiniert mit aktiven Vermeidungsstrategien, sind der Kernpunkt, aufgrund dessen wir stecken bleiben.

Kapitel 2 – Werfen Sie die Fesseln der Angstvermeidung ab

Wenn ich jedes Mal anhalte, um einen bellenden Hund aus dem Weg zu treten, werde ich nie dort ankommen, wo ich hinwill.

Jackie Joyner-Kersee

Was ist Ihre Standardreaktion, wenn Sie ängstlich, besorgt oder gestresst sind? Gönnen Sie sich ein schönes Glas Wein, entwerfen Sie die perfekte To-do-Liste oder eine kreative Ausrede, um sich einer sozialen Verpflichtung zu entziehen? Erlebensvermeidung nennt sich die Abneigung, Ängste oder andere unangenehme innere Erlebnisse zu durchleben, gepaart mit dem aktiven Bemühen, diese inneren Erlebnisse zu verändern, zu reduzieren oder zu eliminieren.[40]

Diese Vermeidung kann sich ebenso in Form solcher Entscheidungen äußern, die dazu geeignet sind, das gefürchtete oder ungewünschte Ergebnis zu verhindern. Nehmen wir beispielsweise einmal an, Sie seien auf eine Party eingeladen, was bei Ihnen die Sorge hervorriefe, Sie würden nichts zu sagen haben, wären nicht interessant genug und andere würden sich weigern, mit Ihnen zu sprechen. Was könnten Sie tun, um sich weniger ängstlich zu fühlen oder diese gefürchteten Konsequenzen am Entstehen zu hindern? Mir fallen gleich ein paar Möglichkeiten ein: Gehen Sie nicht hin; gehen Sie hin, aber trinken Sie vier Margaritas, um sich locker zu machen; gehen Sie hin, aber bereiten Sie eine Liste mit interessanten Konversationsthemen vor. Wird das Ihre Angst lindern? Den Konsequenzen vorbeugen? Vielleicht. Wenn es nicht funktionierte, würden Sie es nicht tun. Lassen Sie uns das herausfinden.

Packen Sie's an: Bestandsaufnahme

Lassen Sie uns Ihre persönliche Erfahrung mit Angst und wie Sie üblicherweise mit ihr umgehen, wenn sie sich meldet, einmal näher betrachten. Erinnern Sie sich an ein Angsterlebnis aus jüngster Zeit. Beschwören Sie die Gedanken, Emotionen, körperlichen Reaktionen und Impulse herauf, die Sie dabei erlebten. Was taten Sie dann? Ging es Ihnen durch diese Handlung besser, wenn auch nur für einen Moment? Ich wette eine Flasche Pinot darauf, dass es so war.

Erstellen Sie jetzt in Ihrem Notizbuch eine Tabelle mit fünf Spalten. In den Kopf der ersten Spalte schreiben Sie: »Angst und andere Beschwerden«. In den zweiten »Strategien: was ich tue und was nicht«. In den dritten: »Vorteile« und in den vierten »Preis«. Die letzte Spalte sollte übertitelt sein mit »Was sagt mir meine Erfahrung?« (Sie können sich das Leben auch leichter machen, indem Sie das Arbeitsblatt dafür nutzen, S. 208). Lassen Sie uns die Tabelle nun vervollständigen, Spalte für Spalte, Schritt für Schritt:

1. Listen Sie in der ersten Spalte alle Empfindungen auf, die belastend für Sie sind. Das können Dinge sein wie Angst, Furcht, Panik, Selbstzweifel, Unsicherheit, Stress, Reizbarkeit, Erschöpfung, Kopfschmerzen und Ähnliches.
2. Wenn die erste Spalte komplett ist, widmen Sie sich der nächsten und schreiben all die Dinge auf, die Sie tun oder vermeiden, wenn eine der inneren Empfindungen aus Spalte 1 auftritt. Denken Sie nicht, ob Ihre Handlung »gut« oder »gesund« oder »schlecht« oder »ungesund« ist – schreiben Sie einfach nur alles auf, ohne Wertung. Es können Dinge sein wie tiefes Einatmen, Medikamente, soziale Isolation, ein Nickerchen, Leute anschnauzen, bestimmte Situationen vermeiden, Alkohol trinken, Yoga praktizieren, Listen schreiben, vor Entscheidungen immer wieder die Pros und Contras abwägen, Prokrastination, die Meinung zurückhalten, anderen gegenüber gefällig sein usw.

3. In die dritte Spalte notieren Sie jetzt die Vorteile dieser Strategien, darunter auch die Vorteile, die nur gering oder kurzfristig erscheinen. Das können Dinge sein wie »fühle mich ruhiger«, »habe mich im Griff«, »verringert Hemmungen«, »fühle mich sicherer«; sie alle werden vermutlich ein Element gemeinsam haben, durch das sie sich besser oder gelöster fühlen.
4. In die vierte Spalte schreiben Sie den Preis dieser Strategien. Vergewissern Sie sich, dass Sie den Preis der *Strategien* notieren, nicht der Beschwerden. Das können Dinge sein wie Zeit, Geld, körperliche Schäden, Beziehungsschäden, Stress- oder Angststeigerung, so will ich nicht sein, entspricht nicht dem Leben, das ich führen möchte etc.
5. Sehen Sie sich jetzt die Ergebnisse an und notieren Sie in der letzten Spalte, was Ihnen diese Erfahrungen sagen. Wenn Sie nicht weiterkommen, versuchen Sie es mit dem Eintragen dieses Satzes: Immer, wenn ich mich ________________ ________________ [ängstlich, unbehaglich etc.] fühle, mache ich ________________________________ [das Verhalten] in der Hoffnung, mich besser zu fühlen. Das gibt mir ________ ________________________ [wie es Ihnen in dieser kurzen Zeit dann geht, etwa »eine gewisse Erleichterung«], aber ich weiß, dass ________________________________ [die längerfristige Folge, wie etwa »es verschlechtert die Situation auf lange Sicht«].

Würde der wahre Scharfrichter bitte aufstehen?

Möglicherweise sind Angst und andere unbehagliche Empfindungen nicht die tatsächlichen Probleme. Ja, Sie lesen richtig. Was sagt Ihnen Ihre Erfahrung? Beruht der Preis, den Sie in Ihrem Notizbuch identifiziert haben, wirklich auf Ihrer Angst … oder auf etwas anderem?

Wir sind sehr gut darin, uns selber zu mehr Wohlbefinden zu verhelfen. Kurzfristig. Doch es gibt einen Haken. Genau die Strategien, die wir einsetzen, um uns heute besser zu fühlen, funktionieren morgen und übermorgen nicht mehr ebenso gut. Wäre es nicht so, dann würden Sie jetzt nicht dieses Buch lesen! Vielleicht ist nicht die Angst das Problem. Vielleicht besteht das Problem aus den Strategien, die wir bemühen, um mit unserer Angst »zurechtzukommen«. Im Buddhismus wird dieses Konzept vereinfacht »Schmerz × Widerstand = Leiden« benannt. Die Strategien sind Widerstand. Schmerz existiert, das Leiden ist optional. Lassen Sie uns dazu ein paar Beispiele betrachten.

Prokrastination

Sie haben eine Deadline oder eine häusliche Pflicht und das Gefühl, einfach nicht das aufbringen zu können, was man braucht, um sich dahinterzuklemmen und die Aufgabe zu erledigen. Das Grauen wächst an, bis Sie letztlich herausplatzen: »Würg! Ich hab keine Lust [oder ›ich kann es nicht tun‹ oder ›ich sollte das nicht tun müssen‹ oder ›es wäre nicht gut genug‹]. Scheiß drauf! Ich kümmere mich später drum.«

Wie geht es Ihnen genau in dem Moment, in dem Sie sich selbst erlauben, die gefürchtete Aufgabe nicht zu erledigen? Sie sind erleichtert, oder? Es funktioniert, sonst würden wir es nicht tun. Und der Preis? Sie haben immer noch denselben Kram zu erledigen, plus wahrscheinlich mehr Druck und weniger Zeit dafür. So sind Grauen und Angst, die Sie gestern noch erfolgreich umgehen konnten, heute verstärkt.

Prokrastination kann ein bisschen wie Fallschirmspringen sein. Sie befinden sich in einem aufsteigenden Flugzeug und müssen jetzt rausspringen, aber Ihnen graut davor. Es gibt eine Idealhöhe für den Absprung, doch Sie sind verständlicherweise nervös. Also warten Sie noch, bis Sie sich motivierter dazu fühlen, den Sprung zu wagen. Sie müssen diesen Sprung noch immer machen (angenommen, es ist Ihnen wichtig, wieder auf den Boden zurückzukehren), doch je höher das Flugzeug steigt, desto nervöser werden Sie, desto größer wird die Entfernung, die Sie springen müssen und desto mehr fürchten Sie den tatsächlichen Sprung.

Angst und Grauen geben der Prokrastination häufig noch Futter. Und eine unangenehme Aufgabe wegzuschieben fühlt sich kurzfristig ja auch gut an. Doch letztlich wächst die Angst, die Zeit für den Absprung wird knapper und Sie haben das Problem der unerledigten Aufgabe noch immer. Reflektieren Sie, wie das mit Ihrer eigenen Erfahrung mit Prokrastination zusammenpasst.

Situationsbezogene Vermeidung

Sie sind zu einem Mädelsabend eingeladen oder Ihnen wurde eine Präsentation für die Arbeit oder die Uni zugewiesen. Sie sind ängstlich, unruhig, verunsichert. Sie fürchten, es zu vergeigen; dass andere Zeugen Ihrer sozialen Inkompetenz oder Ihrer Nichterfüllung sein werden. Ihr Verstand findet hervorragende Ausreden, warum Sie nicht können oder sollten. Sie sagen ab.

Wie fühlen Sie sich in dem Moment, in dem Sie sich selbst die Erlaubnis erteilen, der Situation aus dem Weg zu gehen? Ahhh, schon wieder eine herrliche Erleichterung: Es funktioniert, sonst würden wir es nicht tun. Solange Sie nicht teilnehmen oder die Aufgabe erfüllen, können Sie nicht scheitern und Sie fühlen sich besser. Aber zu welchem Preis? Möglicherweise bedauern Sie später, nicht dabei gewesen zu sein oder, dass die Angst eine wichtige Entscheidung diktiert hat. Es ist auch wahrscheinlich, dass das Zusagen bei der nächsten Einladung schwieriger wird. Durch das Vermeiden einer angstbesetzten Situation gewinnen Sie an Bequemlichkeit. Doch Sie vergeben sich auch alle Möglichkeiten, die das Konfrontieren mit der jeweiligen Situation geboten haben könnte. Es ist ein großer Kompromiss mit dem Risiko eines immer enger werdenden Lebens.

Die situationsbezogene Vermeidung ist wie das Bauen eines Backsteinhauses.[41] Jedes Backsteinhaus (Ihr Leben) muss Backsteine beinhalten (Ihre Gedanken, Ihre Emotionen und Ihre Empfindungen). Sie haben einen Haufen dieser Backsteine zur Verfügung. Nach Prüfung stellen Sie fest, dass einige Steine besser sind als andere: Manche sind sauber und neu, während andere angeschlagen und schmutzig sind.

Was würde passieren, wenn Sie sich entschieden, Ihr Haus nur aus den perfekten Steinen zu bauen? Es würde sicher hübsch aussehen, doch es würde bestimmt auch ein kleines Haus sein! Nun wäre es ja möglich, dass Sie denken, ein kleines Haus würde Ihnen genügen. Kleine Häuser sind sowieso gemütlicher. Die Sache ist aber, dass dieser Haufen angeschlagener und schmutziger Steine noch immer da draußen herumliegt. Jedes Mal, wenn Sie aus Ihrem Häuschen heraustreten, liegen da diese verschmähten Steine auf dem Weg. Wenn Sie so abgetörnt von unperfekten Steinen sind, erreichen Sie vielleicht irgendwann den Punkt, an dem Sie Ihr Haus gar nicht mehr verlassen. Das klingt nach einem ziemlichen Opfer.

Was wäre, wenn Sie entschieden, alle Steine zum Hausbau zu verwenden, die Ihnen zur Verfügung stehen? Was wäre, wenn das wahre Traumhaus der Ort ist, in dem Sie von Steinen umgeben sind, die sauber, schmutzig, alt, neu, angeschlagen, hübsch, perfekt und unperfekt sind, zugunsten eines größeren Lebens – eines Lebens, in dem es keine Bewegungseinschränkungen gibt? Reflektieren Sie, wie sich das mit Ihrer persönlichen Erfahrung mit situationsbezogener Vermeidung deckt.

Jedem Verlangen nachgeben

Sie sind ängstlich, besorgt oder voller Zweifel und verspüren das dringliche Bedürfnis, all Ihre Social-Media-Konten (erneut) abzuklappern, auch noch den Rest dieser Riesenpizza zu vertilgen oder zum vierten Mal alle Türschlösser zu überprüfen. Definitionsgemäß beinhalten Verlangen und Begierden sehr intensive, brennende Wünsche nach etwas. Das Verlangen kann von aufdringlichen, unliebsamen Gedanken begleitet werden, was furchtbar unangenehm ist. Es kann sogar unerträglich werden. Diesen unbehaglichen und obsessiven Denkens überdrüssig, »erreichen Sie das ›Scheiß-drauf‹-Stadium« (wie einer meiner ehemaligen Klienten es zu nennen pflegte) und geben dem Verlangen nach.

Wenn Sie von Ihrem oder Ihrer Ex einfach nicht loskommen, unruhig und verunsichert sind – wie fühlen Sie sich, wenn Sie dem Impuls nachgeben, sich durch seinen oder ihren Account bei den sozialen Medien zu wühlen? Vielleicht befreit. Frei von Verlangen und obsessiven Gedanken, gewürzt mit einem zuckersüßen Dopamin-Spritzer. Es funktioniert, sonst würden wir es nicht tun. Aber zu welchem Preis?

Es ist mehr als wahrscheinlich, dass dieses Verlangen durch noch mehr Unruhe und Unklarheit ersetzt wird, wenn Sie beginnen sich zu fragen, wer diese neue Frau auf den Fotos ist und sich vielleicht dafür schämen, dem Verlangen nachgegeben zu haben (besonders, wenn Sie irgendwie vorher schon wussten, dass Sie sich dadurch schlecht fühlen würden). Und es wird nicht lange dauern, bis diese unliebsamen Gedanken und Verlangen wieder auftauchen.

Dem Verlangen nachzugeben ist wie einen hungrigen Mogwai zu füttern. Eines Morgens hören Sie ein seltsames Geräusch vor Ihrer Tür, ein unablässiges schrilles, kicherndes Geräusch. Wenn Sie die Tür öffnen, sehen Sie eine entzückende kleine Fellkugel mit großen, flehentlichen Augen – es ist ein magischer Mogwai! Sie denken »Das arme Ding muss Hunger haben. Ich füttere es mit einem kleinen Snack.« Die kleine Mahlzeit lässt den Radau verstummen und Sie können nicht anders, als das niedliche Scheißerchen zu Ihnen einzuladen.

So geht es jeden Tag und Sie geben dem Mogwai jedes Mal, wenn er lautstark danach verlangt, etwas zu essen. Wenn Sie ihn füttern, gibt er Ruhe und sieht wieder herzzerreißend niedlich aus. Bis zu dem Tag, als er spätabends noch einmal nach einem Snack bettelt. Der Lärm steigert sich und wird fast schon unerträglich. Sie wissen, dass die Katzenmusik aufhört, wenn Sie ihn füttern, doch Sie kennen auch die eiserne Regel, dass ein Mogwai nie, wirklich nie nach Mitternacht gefüttert werden darf. Sie wollen das Getöse nicht mehr hören, das Sie um Ihren Schlaf bringt, und denken »Wie schlimm kann so ein Hühnerbeinchen schon sein?« Sie geben ihm seinen Snack und zack – er hält die Klappe und Sie haben für den Rest der Nacht Ihre Ruhe.

Am nächsten Morgen hören Sie ein anderes seltsames Geräusch, ein Geräusch, das Sie niemals zuvor gehört haben. Wenn Sie aus Ihrem Schlafzimmer kommen, hat sich Ihr süßes Schnuckelchen in einen bösen Gremlin verwandelt, der beginnt, Sie zu terrorisieren. Und Sie erkennen, in welche Falle Sie getappt sind – und dass Sie, wenn Sie ihm nicht geben, was er will, selber als Nächstes von ihm verschlungen werden könnten!

Dem Verlangen nachzugeben, gibt ihm noch Futter, hilft dem Mogwai, lauter, lästiger und letztendlich zu dem bösartigen Gremlin zu werden, der Ihr Leben in einem scheinbar unentrinnbaren Zyklus kontrolliert. Reflektieren Sie, inwieweit das mit Ihren eigenen Erfahrungen übereinstimmt, wenn Sie einem Verlangen nachgeben.

Ausrasten

Sie haben nicht genug geschlafen, haben vergessen zu frühstücken und vor sich eine To-do-Liste, die so lang wie Ihr ganzer Arm ist. Doch der Tag hat nicht genügend Stunden, um das alles zu erledigen. Wenn Sie unruhig und reizbar werden, murmeln Sie dem Barrista, der das Tempo der Espressomaschine nicht beherrscht, Verwünschungen zu, senden Ihrem Partner eine passiv-aggressive Textnachricht und hupen den Typ vor Ihnen an, der noch immer auf sein Smartphone stiert, obwohl es längst grün ist (okay, das hat er wohl auch verdient).

Impulsive Reaktionen fühlen sich erlösend und gleichzeitig gerechtfertigt an, wie ein Moment der Verteidigung und Befreiung. Es funktioniert, sonst würden wir es nicht tun. Doch sie sind auch nur das – momentan. Sie bleiben nicht mit weniger Stress zurück als vor dem Ausrasten, dazu könnten noch Schuld, Bedauern oder Beziehungsschäden kommen, wenn Ihr Opfer jemand war, an dem Ihnen liegt.

Anders gesehen, kann das Ausrasten auch wie Schwimmen am Strand sein.[42] In der einen Minute haben Sie noch Spaß, in der nächsten bekommen Sie Sand ins Auge, weil direkt neben Ihnen ein Kind sein Handtuch ausschüttelt. Sie springen ins Wasser, um sich abzuwaschen, doch die Brandung reißt Ihnen die Füße weg und trägt Sie aufs offene Meer. Sie bekommen Panik und beginnen wie wild gegen die Brandung anzupaddeln, um zurück zur Küste zu kommen. Sie tun das, ohne zu denken. Es ist instinktiv. Doch Sie kommen damit nirgendwohin – es erschöpft Sie bloß.

Die Lösung hier wäre, stattdessen mit der Brandung parallel zur Küste zu treiben oder langsam zu schwimmen. Wenn Sie das täten, dann würden Sie den Sog der Strömung spüren und könnten weiter rausgetrieben werden als Sie möchten. Sie würden nervös sein *und* könnten mit der Brandung schwimmen, *während* Sie diese Gefühle haben. Vielleicht würde die Brandung Sie zurück zur Küste tragen oder Sie würden in ruhigere Gewässer treiben und in der Lage sein, zu Ihrem Platz am Strand zurückzuschwimmen oder zu laufen. Vielleicht können Sie das wilde Paddeln sein lassen (das Ausrasten) und stattdessen Angst und Verunsicherung, die mit diesem unerwünschten Ereignis verbunden sind, zulassen, während Sie sich auf eine Art bewegen, die effektiv ist. Reflektieren Sie, inwieweit das mit Ihren eigenen Erfahrungen des Ausrastens zusammenpasst.

Passivität

Viele Frauen empfangen mehr oder weniger subtile Signale, dass weiblich und gleichzeitig durchsetzungsfähig zu sein nicht okay ist. Zu fordern, was wir brauchen oder möchten, Grenzen zu setzen, Nein zu sagen oder uns zu äußern (besonders, wenn es um ungewünschte Botschaften geht, Himmel vergib!) kann zu der Sorge führen, als nicht nett oder zu fordernd, aggressiv, rechthaberisch oder zickig angesehen zu werden.

Wenn Ihr Herz Ihnen sagt »Raus mit der Sprache!« aber Ihre Angst insistiert »Halt die Klappe«, auf wen hören Sie dann? Was ist die Folge, wenn die Angst gewinnt? Erst einmal vielleicht das Gefühl der Sicherheit – es funktioniert, sonst würden wir es nicht tun – aber zu welchem Preis? Bedürfnisse werden nicht erfüllt, Ihr authentisches Ich wird geopfert, Bitterkeit und Ressentiments können sich dazugesellen und letztlich kann die Passivität in Aggression umschlagen und damit der Beziehung schaden, die Sie eigentlich durch Ihre anfängliche Passivität zu schützen versucht haben.

Es ist so, wie einen schwimmenden Ball unter der Wasseroberfläche halten zu wollen.[43] Es braucht eine Menge Einsatz und Energie, den Ball unter Wasser zu drücken und in Nullkommanichts ist er wieder hochgepoppt. Ebenso unterdrücken wir die Gefühle, die auftauchen, wenn wir daran denken, die Stimme zu erheben oder Raum einzufordern, doch auch sie poppen unvermittelt wieder hoch. Und je tiefer wir sie runterdrücken, desto explosiver schießen Sie wieder zurück, zusammen mit Bitterkeit und Groll, die wir ebenfalls unterdrücken müssen! Auf diese Weise mit dem Ball zu kämpfen, hält sie in unmittelbarer Nähe. Die Schlacht ist anstrengend und vergeblich. All unsere Energie, unser Einsatz und unsere Aufmerksamkeit sind in diese Schlacht involviert, was es schwierig macht, sich auf andere wichtige Dinge zu konzentrieren. Reflektieren Sie, inwieweit das mit Ihren eigenen Erfahrungen zusammenpasst, sich für Passivität entschieden zu haben.

Nach dem Guten greifen

Sie sehen jetzt hoffentlich, dass die Anstrengung, das Unbehagen zu vermeiden, hochproblematisch sein kann. Genauso vergeblich sind die Bemühungen, nach angenehmen Gefühlen zu lechzen. Die Gefühle, die wir uns wünschen – Sicherheit, Kontrolle, Vertrauen, Glück, Liebe – sind wie eine dieser Spielzeug-Wasserschlangen. Kennen Sie die, diese mit Wasser gefüllten Gummiröhren? Was passiert, wenn Sie danach greifen? Je fester Sie drücken, desto wahrscheinlicher wird Ihnen die Wasserschlange aus der Hand glitschen. Es geht nicht um den Mangel an Bemühung oder Kraft, es ist bloß ein fieses Spiel. Die Schlange ist nicht dazu gemacht, gegriffen zu werden. Unsere Gefühle ebenso wenig. Lassen Sie uns das mal ansehen.

Packen Sie's an: Im Lotto gewinnen

Wie würden Sie gerne im Lotto gewinnen? Sie können den Betrag, den Sie gewinnen möchten, selber festlegen – nicht so wenig, dass er keine Wirkung zeigt, nicht so viel, dass er zu einer Last wird. Alles, was Sie tun müssen, um das große Los beanspruchen zu können, ist auf den Frauen-Serienmörder Ted Bundy und seine beeindruckende Mordserie zutiefst stolz zu sein. Beschwören Sie einfach ein echtes, authentisches, starkes Gefühl des Stolzes auf Ted herauf. Schreiben Sie in Ihr Notizbuch, um diesen Stolz hervorzubringen und nehmen Sie wahr, wie Sie sich dabei fühlen. Gelingt es Ihnen? Ich hoffe nicht! Und warum nicht? Was wäre, wenn der Ansporn größer wäre? Auch dann keine Chance auf einen Gewinn.

Der Grund ist, dass wir einfach nicht dafür geschaffen sind, unsere Gefühle auf dieser Weise zu kontrollieren, egal wie sehr wir uns auf eine bestimmte Art fühlen wollen. Sie sind vielleicht in der Lage, so zu handeln als seien Sie stolz auf Mr. Bundy, doch Sie würden dieses Gefühl vortäuschen. Sie können sich einfach nicht dazu zwingen, Gefühle zu haben oder nicht zu haben. Ich bin sogar bereit, meinen eigenen Lottogewinn darauf zu setzen, dass Sie, je mehr Sie versuchen, stolz auf Ted zu sein, umso mehr an ihn und die grausamen Details denken, für die er bekannt ist, und die Wahrscheinlichkeit, dass Sie Stolz entwickeln können noch unwahrscheinlicher macht als vor meinem Angebot des Lottogewinns.

Besinnen Sie sich in Ihrem Notizbuch auf Wege, mit denen Sie versucht haben, Gefühle heraufzubeschwören, von denen Sie mehr haben wollten, wie Freude, Kontrolle, Sicherheit oder Liebe. Geben Sie Ihren »Erfolg« wieder und auch, wie Ihnen diese Dinge entglitten sind, genauso wie der Stolz auf Ted oder die glitschige Wasserschlange.

Das Angst-Triumvirat

Drei dicke Freunde gießen Benzin ins Feuer der Angst: Individuen, die mit (1.) Intoleranz und Unsicherheit, (2.) einem Mangel an vermeintlicher Kontrolle und (3.) einem übersteigerten Verantwortungsgefühl hadern, tendieren dazu, von Ängsten weitaus mehr herausgefordert zu werden.[44] Das kann besonders für uns Frauen problematisch sein, da wir häufig gleichzeitig mit Arbeit, Schule, Zuhause, Partner und Kindern jonglieren müssen.

Wenn Sie durch dieses Angst-Triumvirat beherrscht werden, dann werden Sie alles tun, um Antworten zu erhalten und das Problem einzukreisen, dabei halten Sie das Zepter immer in der Hand. Das kann sich in exzessiven Internetrecherchen äußern (Hallo, Dr. Google, ist dieser Kopfschmerz eine Migräne?), dem übertriebenen Einmischen in das Leben der Kinder (Hallo, Direktor Fischer, können wir über die 3 meines Sohnes in Sozialkunde reden?), dem Wunsch nach Absicherung (Hallo, Schatz, warum bist du 42 Sekunden zu spät? Ist alles okay? Bist du okay? Sind wir okay?) oder dem exzessiven Prüfen (Hallo, Türen, seid ihr auch noch immer abgeschlossen und schützt uns? Und jetzt? Noch immer abgeschlossen?).

Während dieses Verhalten im Moment ein gewisses Wohlgefühl verursachen mag – es funktioniert, sonst würden wir es nicht tun – was nehmen Sie nach einer Weile wahr? Antwort: Eine größere Unsicherheit (Meine Kopfschmerzen könnten ein Hirntumor sein?!), ein noch geringerer Eindruck, die Kontrolle zu haben (Warum kann ich nicht den Lehrer/den Direktor/das Verhalten meines Mannes ändern?!) und mehr Druck, die Verantwortung zu schultern (Die Dinge gehen vor meinen Augen den Bach runter, ich muss mich noch mehr absichern!). Das ist ein perfektes Beispiel dafür, wie das Nach-dem-Guten-Greifen nach hinten losgehen kann.

Die Liste der Beispiele könnte man beliebig verlängern. Stellen Sie fest, was diese Beispiele mit Ihren eigenen Erfahrungen gemeinsam haben: Unsere Reaktionen auf Not und Unbehagen lassen uns kurzfristig besser fühlen, aber auf lange Sicht nicht weiterkommen. Glauben Sie das bitte nicht nur, weil ich sage, dass es so ist. Berücksichtigen Sie ernsthaft, was Sie in Ihr Notizbuch geschrieben haben und wie diese Metaphern Ihnen geholfen haben, sich dem auf persönlich bedeutende Weise anzuschließen: Schmerz × Widerstand = Leiden. Oder, wie ich gerne sage: Angst × Bemühung = Leiden.

Angst ist eine universelle menschliche Erfahrung. Wir bemühen uns, die Angst, die uns zum Narren zu machen droht, zu beheben, zu kontrollieren oder zu vermeiden.

Warum wir weiterkämpfen

Wenn das alles stimmt, warum machen wir trotzdem immer weiter damit? Zum einen deshalb, weil es funktioniert, aber das wissen Sie schon. Doch etwas genauer: Zu sagen »es funktioniert« heißt auch zu sagen, dass jedes Verhalten eine Funktion hat – es hat einen Zweck. Worüber wir hier gesprochen haben, ist Verhalten zu dem Zweck, dass wir uns besser fühlen und das uns Erleichterung verschafft. Wir machen es auch, weil wir denken, wir könnten es. Wir denken, wir sollten in der Lage sein, »Probleme« innerhalb unseres Körpers lösen zu können (unangenehme Gedanken, Emotionen, Erlebnisse und Verlangen), denn unsere Erfahrung mit der Problemlösung außerhalb unseres Körpers zeigt uns, dass es möglich ist.[45]

Sehen Sie sich in dem Raum um, in dem Sie sich momentan befinden. Stellen Sie sich für einen Moment vor, die Tür zu diesem Raum sei plötzlich verschlossen und Sie säßen in der Falle. Was würden Sie tun? Nehmen Sie sich einen Moment Zeit, um sich ein paar Strategien zu überlegen, dieses Problem zu lösen. Vielleicht denken Sie daran, nach jemandem zu rufen, der sich im nächsten Raum befindet, mithilfe Ihres Smartphones Hilfe zu holen oder das Fenster einzuschlagen, um herauszuklettern. Oder, wenn Sie ich wären, denken Sie daran, die Füße hochzulegen und den Frieden und die Stille für ein Weilchen zu genießen und dann erst vielleicht eine Lösung für all die anderen Dinge zu finden. Die Sache ist, dass Sie in der Lage waren, sofort eine Liste verschiedenster Möglichkeiten für das Problem der abgeschlossenen

Tür zusammenzustellen, obwohl Sie vielleicht nie zuvor die Erfahrung gemacht haben, eingeschlossen gewesen zu sein.

Wenn ein Tiger in derselben Zwangslage wäre, würde er in hellem Aufruhr sein! Tiger und andere nichtmenschliche Lebewesen haben nicht dieselben erstaunlichen kognitiven Fähigkeiten wie Menschen sie haben, die es uns erlauben, komplexe Probleme zu lösen. Das ist eine der besonderen Qualitäten, die uns auf Platz eins der Nahrungskette befördern. Das Problem entsteht dann, wenn wir versuchen, dieselben Problemlösungsfähigkeiten auf unsere Innenwelt anzuwenden. Wir glauben, weil wir uns aus dem Dilemma des geschlossenen Raums zu befreien wissen, sollten wir ebenso in der Lage sein, uns von dem Angst-Dilemma zu befreien. Wir sehen unangenehme Gedanken und Gefühle als Probleme, die fixiert werden müssen und arbeiten hart daran, diesem Unbehagen zu entkommen, so wie wir auch daran arbeiten würden, aus einem abgeschlossenen Raum zu entkommen.

Leider funktionieren die Probleme unter der Haut nicht genauso wie die darüber. Lassen Sie uns das Dilemma mit dem Eingeschlossensein einmal runterbrechen. Ich könnte der Problemlöser sein, indem ich Folgendes tue:

- Stellen Sie das Problem fest: Ich habe versucht, den Raum zu verlassen, war aber nicht dazu in der Lage.
- Finden Sie den Ursprung des Problems, da dieser eine Lösung bereithalten könnte (zum Beispiel: Wenn ich herausfände, dass der Grund, den Raum nicht verlassen zu können, ein verriegeltes Schloss ist, würde ich es einfach entriegeln): Die Tür war blockiert, weil der Schließmechanismus defekt war.
- Listen Sie mögliche Folgen auf, wenn Sie nichts unternehmen: Ich könnte verhungern oder verdursten.
- Entscheiden Sie sich für eine Lösung und handeln Sie: Rufen, an die Tür hämmern, jemanden anrufen, das Fenster einschlagen, wenn sonst nichts hilft.
- Schätzen Sie die Effektivität ab: Ich habe den Hausmeister von meinem Smartphone aus angerufen und er hat mich rausgeholt.

- Ziehen Sie eine Lehre daraus, um zukünftige Probleme zu vermeiden: Ich werde die Tür nicht ganz schließen, solange der Hausmeister das defekte Schloss noch nicht repariert hat.

Das wäre eine sehr effektive Strategie zur Lösung des Problems mit der abgeschlossenen Tür *und* zum Schutz vor zukünftigem Gefangensein. Lassen Sie uns also versuchen, mithilfe dieser Problemlöser-Schritte das »Problem« von Panikattacken zu lösen.

- Stellen Sie das Problem fest: Ich hatte eine Panikattacke im Kaufhaus.
- Finden Sie den Ursprung des Problems, da dieser eine Lösung bereithalten könnte: Mmmmh ... das Kaufhaus? Die Menschenmenge? Die Hitze? Dehydriert sein? (Hier ist Problem Nr. 1: normalerweise können wir die Frage nicht beantworten und werden Gründe dafür suchen.)
- Listen Sie mögliche Folgen auf, wenn Sie nichts unternehmen: Herzanfall, Tod, Kontrollverlust, Erstickungsanfall. (Hier ist Problem Nr. 2: Das wäre eine unbegründete Sorge.)
- Entscheiden Sie sich für eine Lösung und handeln Sie: Geh um Himmels Willen raus aus dem Kaufhaus! Atme auf dem Weg zum Auto tief ein, ruf auf dem Nachhauseweg eine Freundin oder einen Freund an. Wenn es dann immer noch nicht besser ist, nimm eine Xanax. (Hier ist Problem Nr. 3: Diese sind beliebig gewählt oder auf dem oben identifizierten »Ursprung« basierend, aber nicht wirklich passend.)
- Schätzen Sie die Effektivität ab: Meine Panikattacke ist in etwa einer Viertelstunde abgeklungen, daher denke ich, dass meine Lösung geholfen hat. (Hier ist Problem Nr. 4: Die Panikattacke wäre ohnehin in einer Viertelstunde abgeklungen, doch nun erntet die Flucht die gesamten Lorbeeren.)
- Ziehen Sie eine Lehre daraus, um zukünftige Probleme zu vermeiden: Bleib vom Kaufhaus weg; hab – nur für den Fall der Fälle – immer eine Xanax, Wasser und ein Handy dabei; zieh in Betracht, immer nur mit anderen unterwegs zu sein und nicht alleine. (Hier ist Problem Nr. 5: psychische Unflexibilität und hohe Kosten!)

Hier ein weiteres Beispiel, das zeigt, wie der Versuch der Problemlösung der Angst zu psychischer Unflexibilität führt:

- Stellen Sie das Problem fest: Ängstlichkeit auf dem Weg zu einer Party.
- Finden Sie den Ursprung des Problems: Es liegt daran, dass ich keine sozialen Fähigkeiten habe und langweilig bin.
- Listen Sie mögliche Folgen auf, wenn Sie nichts unternehmen: Ich gehe zur Party und werde gedemütigt!
- Stimmen Sie für eine Lösung und handeln Sie: Geh nicht zu der Party.
- Schätzen Sie die Effektivität ab: Die Angst verschwindet und ich bin nicht gedemütigt worden.
- Ziehen Sie eine Lehre daraus: Halte dich von sozialen Situationen fern und vermeide Angst und Demütigung.

Packen Sie's an: Gefühls-Löser

Okay, jetzt sind Sie an der Reihe. Wählen Sie Ihr Gefühl (emotional oder körperlich), das Sie mit Macht zu verhindern, zu kontrollieren oder vor dem Sie zu fliehen versuchen. Notieren Sie in Ihrem Notizbuch dann die einzelnen Lösungsschritte wie oben beschrieben. (Sie können auch das Arbeitsblatt dafür nutzen, S. 209). Reflektieren Sie den »Erfolg« oder den Preis dieser Lösung.

Denken Sie an Ihre eigenen Erfahrungen und prüfen Sie, ob das Folgende für Sie richtig klingt: Wir sind vielleicht in der Lage, ein »Problem« mit Furcht, Scheu oder Angst erfolgreich zu lösen, doch letztlich stecken wir umso mehr fest und es fällt auf uns zurück, je mehr wir versuchen, dem Unangenehmen auszuweichen. Jedes. Einzelne. Mal.

Ist es also schlecht, sich besser zu fühlen?

Moment mal. Ist es denn *immer* ein Problem, etwas dafür zu unternehmen, sich besser zu fühlen? Gute Nachrichten … ist es nicht. Die Frage reduziert sich auf zwei Punkte:

- In welchem Dienst steht diese Wahl (handeln oder nicht handeln)?
- Hat sie ihren Preis?

Wenn ein Verhalten im Dienst des Veränderns, des Eindämmens, des »Behebens« oder des Vermeidens bestimmter Gedanken und Gefühle steht, dann fällt das unter die Definition Erlebensvermeidung. Trotzdem ist nicht jede Art der Vermeidung problematisch, es kommt auf den Preis an.

Nehmen wir beispielsweise den Kopfschmerz. Wenn ich Kopfschmerzen habe, nehme ich Ibuprofen. Würde man das als Erlebensvermeidung bezeichnen? Verändert es mein inwendiges Erleben? Ja. Ist es problematisch? Hat es einen Preis? Nun, wenn ich jedes Mal 400 mg Ibuprofen gegen akuten Schmerz einnehme, dann ist der Preis nicht sehr hoch. Das verbreitete Präparat ist weder furchtbar teuer, noch ist von ihm bekannt, in niedriger Dosierung innere Schäden zu verursachen. Eher erhöht es die Wahrscheinlichkeit, dass ich zustimme, mit meinen Kindern ein Brettspiel zu spielen oder mit meinen Freunden zur Dinnerparty zu gehen. *Verhalten, das unser Engagement zugunsten eines reicheren und bedeutungsvolleren Lebens erweitert, nennen wir »geeignet«.*

Aber was ist, wenn ich überhaupt keine Beschwerden zu empfinden bereit bin (und sehen wir den Tatsachen ins Auge: Wenn wir älter werden, tut immer irgendetwas ein bisschen weh!) und ich über viele Jahre alle vier Stunden 800 mg Ibuprofen (verschreibungspflichtig) einnehme? Nun hat das Vermeiden sehr wahrscheinlich einen hohen Preis – sowohl für meinen Geldbeutel, als auch für meine Magenschleimhaut – und wird sehr wahrscheinlich tatsächlich genau die Kopfschmerzen verursachen, die ich versucht habe zu vermeiden. *Verhalten, das den Zugang zu einem vollständigen und vitalen Leben einschränkt, nennen wir »ungeeignet«.*

Packen Sie's an: Erwägen Sie den Preis

Denken Sie über die oben beschriebenen üblichen Strategien nach und inwieweit diese mit Ihren eigenen Erfahrungen übereinstimmen. Notieren Sie in Ihrem Notizbuch den Preis von Prokrastination, dem Vermeiden von Situationen, dem Nachgeben von Verlangen, dem Ausrasten oder der Passivität für sich und Ihr Leben. Schreiben Sie über die Unbrauchbarkeit der Suche nach Sicherheit und Kontrolle und davon, zu viel Verantwortung auf sich zu laden.

Natürlich nutzen wir alle hin und wieder Erlebensvermeidung. Und es sieht so aus, als seien wir ziemlich gut darin, die Sache hinzubekommen. Doch wie lange kann das gutgehen, bis es unseren Jobs, unseren Körpern und, vielleicht das Wichtigste, unseren Beziehungen schadet? *Die Vermeidung ist ein Problem – oder ungeeignet –, wenn sie uns von dem entfernt, was wirklich zählt.*

Die Angst über Vermeidung kontrollieren zu wollen, ist wie beim Zirkus anzuheuern, um Jonglieren und Hula-Hoop zu lernen.[46] Fast jeder kann einen Ball hochwerfen und wieder fangen. Viele Menschen können zumindest mit zwei Bällen jonglieren. Es ist auch ziemlich einfach, einen Hula-Hoop-Reifen ein paarmal um die Hüften kreisen zu lassen. Weiterhin scheint es so, als ob Ihre Strategien zur Vermeidung von Ängsten machbar und effektiv sind und keinen hohen Preis erfordern.

Doch was passiert, wenn Sie mehr Bälle oder Hula-Hoop-Reifen in Ihre Zirkusnummer aufnehmen? Sie müssen sich immer mehr konzentrieren, um die Sache am Laufen zu halten. Tatsächlich können Sie sich auf nichts anderes mehr konzentrieren! Nach einer Weile hindern Sie all die Reifen an der Bewegung und die Bälle prasseln alle auf Sie herab. Etwas, was so einfach, machbar und harmlos begonnen hat, wird einengend und unmöglich aufrechtzuerhalten. Denken Sie an das, was Sie vermeiden. Wie konnten Sie bis zu einem gewissen Punkt

»erfolgreich« sein? Wie haben die Reifen Sie letztlich eingeschränkt? Wie sind die Bälle auf Sie runtergeprasselt?

Zum Mitnehmen

Angst ist eine universelle menschliche Erfahrung. Obwohl sie sich natürlich unangenehm anfühlen kann, ist sie nicht unser Feind (und wie Sie jetzt wissen, kann sie sich anpassen). Die Vermeidung kann uns zwar zeitweilig das Gefühl der Kontrolle vermitteln, was sich in diesem Moment auch machtvoll anfühlen kann. Doch meistens fühlen wir uns nicht lange stark. O nein, schon bald fühlen wir uns wie ein Narr, denn Angst × Bemühen = Leiden. Keine Waffe der Welt kann der Angst den Garaus machen, doch es gibt einige, die wir schwingen können, um das Leiden zu reduzieren. Bevor Sie diese zu Ihrem Waffenarsenal hinzufügen, machen wir eine Pause und bereiten uns vor, indem wir in Kapitel 3 Ihre Macht der Präsenz verfeinern.

Kapitel 3 – Lassen Sie Ihre Macht durch Achtsamkeit wachsen

Blicke nicht auf deine Füße, um zu sehen, ob du es richtig machst. Tanze einfach.

Anne Lamott

Hoffentlich haben Sie sich mit dem Übungsmaterial aus Kapitel 1 und 2 eingehend befasst. Falls nicht, dann überlegen Sie, welche Gedanken und Gefühle zu Ihrem Entschluss führten, die Übungen zu überspringen. Was gewannen Sie in dem Moment, in dem Sie sich selbst die Erlaubnis erteilen, nicht in Ihr Notizbuch zu schreiben? Die Befreiung von dem Aufwand oder der Unklarheit, was das alles soll? Das Gefühl, auf diese Weise schneller voranzukommen (verbunden mit der Hoffnung, dieses machtvolle Leben schneller zu erlangen)? Erwägen Sie die potenziellen Kosten dieser Entscheidung auf lange Sicht.

Wenn Sie es *versucht haben* – gut gemacht! Sie werfen bereits die Fesseln der Vermeidung ab und sind auf dem Weg zu einem selbstbestimmteren Ich. Wenn Sie die Bedeutung des Vermeidens der Vermeidung begriffen haben, dann ist die nächste große Frage natürlich »Super, und was jetzt?« Alles, was Sie in diesem Buch lesen, ist dazu vorgesehen, Ihre psychische Flexibilität zu verbessern. Am Ende sollten Sie eine stark veränderte Beziehung zu Ihrer Angst und vielen anderen Verhaltensformen haben, um das Leben führen zu können, das Sie sich wirklich wünschen. Um diese Änderungen zu erreichen, müssen Sie zunächst zu einem sehr scharfen Beobachter werden.

Wenn der Autopilot übernimmt

Zum Einstieg denken Sie einmal an das letzte Mal, als Sie zur Arbeit fuhren oder Ihre Kinder zum Karate oder der Mutter-Kind-Musikstunde chauffierten (wenn Sie nicht selber fahren, dann denken Sie an das letzte Mal, als Sie gefahren wurden). Welche Details haben Sie gesehen, was hörten, rochen und fühlten Sie körperlich?

Ich wette, Sie denken »Puh, keine Ahnung«. Solange Sie nicht fast einen Unfall gehabt hätten, werden Sie Ihrer Fahrt vermutlich wenig Aufmerksamkeit geschenkt haben. Wahrscheinlicher ist, dass Sie ein Gespräch rekapitulierten, das Sie vorher geführt haben, das Abendessen planten oder sich über die Prüfung oder das Arbeits-Meeting am kommenden Tag sorgten. Wer hat dann aber das Auto gefahren, während Sie damit beschäftigt waren, die Vergangenheit Revue passieren zu lassen oder sich in die Zukunft zu beamen? Aktivieren Sie Ihren Autopiloten.

Beim Fliegen bezieht sich *Autopilot* auf ein System, das das Flugzeug ohne den direkten Input eines Piloten auf Kurs hält. Parallel dazu haben wir die psychologische Version eines Autopiloten: unser Muskelgedächtnis, das übernimmt und uns hin und zurück bringt, außerhalb unserer bewussten Wahrnehmung, und das abrupt ohne Denken und Abwägen reagiert.

Mitunter kann uns der Autopilot sehr gelegen kommen. Zum Beispiel habe ich kürzlich meinen Vierjährigen zur Vorschule gefahren, als mein Autopilot das Steuer für die körperliche Reise übernahm und damit den Rest meiner Aufmerksamkeit freigab, sodass ich meinem entzückenden kleinen Jungen lauschen konnte, der mit seinem bezaubernden Lispeln und völlig schief mit dünnem Stimmchen einen Popsong zum Besten gab.

Was aber, wenn derselbe kleine Junge gar nicht so entzückend ist? Wenn es das Ende eines langen Tages ist, er mit seiner Schwester einen Kampf austrägt oder es ablehnt, sein »seußlises« Abendessen zu essen (okay, das Lispeln ist noch immer ziemlich süß)? Was passiert in solchen herausfordernden Situationen mit Ihnen – wenn extreme

Reizbarkeit oder Ungeduld (oder eine andere starke Emotion) hochkochen?

Wenn der Autopilot das Cockpit übernommen hat, ist es mehr als wahrscheinlich, dass der Raum zwischen intensiver Emotion und Reaktion so gut wie nicht vorhanden ist und zu einer sofortigen, impulsiven Reaktion führt. Es ist, als sei die intensive Emotion ein Zünder und die Reaktion die Bombe. Und wie oft ist diese Bombe – das impulsive Reagieren – mit dem Ich in Einklang, das Sie am allerliebsten sein möchten? Mein Autopilot lässt eine fiese Knallbombe auf meine armen, müden Kinder fallen, was noch nicht einmal in die Nähe zu der Mutter, die ich sein möchte, kommt.

Packen Sie's an: Entführt!

Bevor wir fortfahren, denken Sie an den Autopiloten in Ihrem Leben. Beschreiben Sie in Ihrem Notizbuch eine persönliche Situation, in der Sie von Ihrem Autopiloten entführt wurden.

- Was taten Sie, mit wem waren Sie zusammen, wo waren Sie, welche Tageszeit war es?
- Wie fühlten Sie sich emotional und körperlich?
- Was dachten Sie? Auf wann und was waren Sie fokussiert? Haben Sie eine geistige Zeitreise in die Vergangenheit oder die Zukunft vollzogen oder sind von einem technischen Gerät in Bann gezogen worden? Was war der Inhalt Ihrer Gedanken?
- Was diente als Zünder und was war die Bombe?
- Wie viel Raum befand sich zwischen den beiden?
- Auf welche Weise hat Ihr Autopilot das Ich, das Sie sein möchten oder das Leben, das Sie führen möchten, gefördert oder gestört?

Wenn wir das optimale Umfeld für ein selbstbestimmtes Leben schaffen wollen, müssen wir den Raum zwischen Zünder und Bombe – zwischen internem Erleben und Reaktion – erweitern. Dieser Raum ist es, in dem wir die Bombe durch den Willen, das Bewusstsein, die durchdachte Wahl entschärfen können; in dem wir uns in Übereinstimmung mit dem entscheiden können, wer wir sein möchten und was für uns zählt, selbst wenn der Zünder bereits gezogen wurde. Unser Schlüssel zum Öffnen dieses Raums liegt im Verlangsamen und im Schaffen einer größeren Achtsamkeit auf den gegenwärtigen Moment.

Packen Sie's an: Nur ein Atemzug

Angst kann wie ein natürliches Stimulans wirken, sie spornt Körper, Geist und Sprache an, fast bis zum Vibrieren. Machen Sie sich Ihre eigene Erfahrung damit bewusst.

Wählen Sie im Laufe der nächsten paar Tage eine Aktivität, eine Tageszeit oder eine zwischenmenschliche Handlung. Was auch immer Sie gewählt haben, verpflichten Sie sich dazu, vor Ihrer ersten Aktion, Ihrem ersten Schritt oder Wort einen bewussten Atemzug, langsam und bedächtig, zu tun. Dann machen Sie während der folgenden Handlung in Abständen wieder einen bewussten Atemzug. Gestatten Sie Ihrem Atem, die Dinge zu verlangsamen, Sie im Jetzt zu verankern und damit mehr Raum für gegenwärtige Entscheidungen zu schaffen. Was nehmen Sie wahr, wenn Sie den Atemzug machen oder nicht machen? Wie beeinflusst das Ihren Autopiloten?

Achtsamkeit

Das Konzept der Achtsamkeit hat in der letzten Zeit stark an Popularität gewonnen und ist im Mainstream angekommen (eine schnelle Google-Suche ergibt für den deutschen Begriff über neun Millionen Treffer). Per Definition ist Achtsamkeit die Praxis »auf eine bestimmte

Weise aufmerksam sein: zu einem Zweck, im jetzigen Moment und nicht wertend«.[47]

Die Achtsamkeitsübung kann sich darin äußern, 45 Minuten in der formellen Meditationshaltung auf einem Kissen zu sitzen, und hat viele Nutzen. Doch wenn Sie wie ich sind, dann denken Sie: »Wer hat für sowas schon Zeit!« Und das ist in Ordnung. Denn »achtsamer zu sein« braucht keinen Extraeintrag im Kalender und keine To-do-Liste. Besonders dann nicht, wenn formelle Achtsamkeitsübungen genauso geplant werden wie jede andere Strategie zur Eindämmung von Angst (damit sollten jetzt die Alarmglocken für Sie ausgestellt sein!).

Die zielgerichtete Aufmerksamkeit auf den gegenwärtigen Moment kann durch die Beobachtung von Details in Ihrer täglichen Wahrnehmung entwickelt werden – was Sie sehen, riechen, hören, schmecken und berühren – und durch die Ihres inneren Erlebens, wie die Aufmerksamkeit auf Atmung, Geist und Körper (Gedanken, Emotionen, Bilder, Erinnerungen und Erlebnisse). Wir können diese Aufmerksamkeit auch aufbauen, ohne jemals auf einem Kissen zu sitzen. Wir können unsere Zähne achtsam putzen, achtsam duschen, achtsam essen und mit anderen achtsam umgehen. Wir können die Aktivität unseres Geistes beobachten, die Anspannung der Muskeln und unsere Gefühle und Notwendigkeiten zu handeln.

Natürlich ist niemand in der Lage, zu hundert Prozent der Zeit präsent zu sein (noch nicht einmal der Dalai Lama, wie ich gehört habe). Achtsamkeit zu praktizieren bedeutet, unsere Aufmerksamkeit flexibel zu verändern und immer und immer wieder in die Gegenwart zu holen. Es gibt keinen Zielpunkt wie »Okay – ich bin achtsam – check!« (und das gilt ebenso für all die anderen Prozesse, die wir in kommenden Kapiteln ansprechen werden). Achtsamkeit ist kein Ziel, sondern eine Qualität des Seins und Tuns (daher kann Achtsamkeit per Definition ein Wert sein – mehr über Werte in Kapitel 5, S. 87).

Packen Sie's an: Widmen Sie dem Zweck Aufmerksamkeit

Lassen Sie uns, bevor wir fortfahren, eine einfache Achtsamkeitsübung durchführen (Sie brauchen dafür kein Kissen!). Lesen Sie sich die Schritte erst einmal durch, bevor Sie mit der Übung beginnen. Nehmen Sie sich Zeit – dreieinhalb Minuten sind alles, was Sie brauchen. Bei einigen Schritten können Sie gerne Ihre Augen schließen, um Ihre Eindrücke besser wahrzunehmen.

- Egal, wo Sie sich gerade befinden, suchen Sie sich eine Sache aus, die Sie sehen können und sehen Sie sie sich an. Lenken Sie Ihre Aufmerksamkeit auf die Details, beachten Sie Größe, Form, Farbe, Textur, Schattenwurf, Position. Und atmen Sie. Nun sehen Sie sich etwas anderes an und tun Sie dasselbe. Und atmen Sie.
- Lenken Sie Ihre Aufmerksamkeit auf Ihre Ohren und nehmen Sie wahr, was Sie hören. Geräusche, die nah sind, und solche, die weiter entfernt sind. Konstante Geräusche und solche, die kommen und gehen. Und atmen Sie. Versuchen Sie, nicht nach Geräuschen zu suchen. Lassen Sie einfach Ihre Ohren die Geräusche aufnehmen, ohne Sie zu benennen. Und atmen Sie.
- Richten Sie jetzt Ihre Aufmerksamkeit auf Ihre Nase. Atmen Sie langsam ein und nehmen Sie wahr, was Sie riechen oder nicht riechen. Bewegen Sie eventuell Ihre Hand oder Ihren Arm in Richtung Nase und inhalieren Sie nochmals, nehmen Sie sich Ihre Zeit und nehmen Sie jeden Geruch wahr.
- Greifen Sie nun mit Ihrer Hand nach etwas. Sie können ein Objekt halten oder einfach nur Ihre Hände in den Schoß oder auf die Armlehnen Ihres Stuhls legen. Lenken Sie Ihre Aufmerksamkeit auf Ihren Tastsinn, nehmen Sie Textur, Temperatur, Gewicht oder etwas anderes wahr. Und atmen Sie. Bewegen Sie Ihre Hand oder Ihre Finger und spüren Sie, wie sich die Wahrnehmung verändert. Nehmen Sie sich die Zeit, die Sie brauchen.
- Wechseln Sie nun Ihre Wahrnehmung bewusst und flexibel zwischen Ihren Sinnen und verweilen Sie an manchen Stellen länger als an anderen. Und atmen Sie.

- Nehmen Sie Unterschiede zwischen Ihrer Übung und Ihrer normalen Wahrnehmung mit Ihren Augen, Ohren, Händen und Ihrer Nase den Tag über wahr.

Reflektieren Sie in Ihrem Notizbuch Ihre Erfahrung. Was haben Sie wahrgenommen? Was hat sich bei dieser Übung von Ihrer üblichen Sinneswahrnehmung unterschieden?

Wenn Sie sich jetzt fragen, wie das Schnarchen Ihres Hundes oder das Riechen an Ihrem Daumengelenk Ihnen dabei helfen sollen, ein selbstbestimmtes Leben zu führen, dann danken Sie Ihrem Verstand für seine Fürsorge – dafür, dass er sich vergewissert, was Sie tun, wozu Sie es tun und dass Sie Ihre Zeit nicht vergeuden. Etwas Neues zu lernen erfordert Übung, und zu Anfang helfen Ihnen diese Übungen dabei, Ihre Fähigkeit, der Gegenwart Aufmerksamkeit zu schenken, zu verbessern (wo wir uns üblicherweise in der Vergangenheit oder der Zukunft befinden) und unsere Aufmerksamkeitsflexibilität zu verschieben.

Im weiteren Verlauf werden Sie auch mehr Aufmerksamkeit auf das, was unter Ihrer Haut geschieht, praktizieren. Als Nächstes werden wir üben, Wertungen loszulassen. All das zusammengenommen wird Ihnen die Schulung dieser Sinnesschärfe erlauben, Ihr Leben vom Autopiloten zurückzufordern.

Es ist, wie es ist

Jetzt, wo wir ein bisschen absichtsvolle gegenwartsorientierte Aufmerksamkeit geübt haben, lassen Sie uns zum dritten Punkt übergehen: *nicht zu werten.*

Als ich begann, mich mit Achtsamkeit zu beschäftigen, beschloss ich, meine neuen Fähigkeiten zu testen, indem ich versuchte, während einer Fahrt im Stadtbus auf nicht wertende Weise absichtsvoll präsent zu sein. Zu dieser Zeit besuchte ich die Graduate School an der Boston

University und nahm an einem Tag, an dem es zu kalt zum Laufen war (wie an den meisten Tagen, sagt das Mädchen, das aus Boston nach San Diego gespült wurde), den 57er-Bus von Allston zum Kenmore Square. An diesem Tag, an dem ich mich entschied, Achtsamkeit zu praktizieren, stand ich an der Bushaltestelle und beobachtete den Schmerz in meinen Ohren und das Gefühl, meine Nasenlöcher gefrören bei jedem Einatmen und tauten bei jedem Ausatmen wieder auf. Als der dritte Bus vorbeigefahren war (je kälter es wurde, desto voller waren sie!), empfand ich ein Gefühl der Verzweiflung und den Wunsch zu weinen.

Als ich letztlich mitgenommen wurde, schenkte ich der sich ändernden Anspannung in meinem Oberschenkel meine Aufmerksamkeit, da ich ohne mich festhalten zu können das Gleichgewicht halten musste. Ich registrierte das Gefühl, wenn andere Körper an mich stießen und wie eine Schweißperle meine Schläfe hinabrann. Ich roch einen Mix aus undefinierbaren Gerüchen. Ich betrachtete die draußen vorbeihuschenden Bäume.

Nun, das achtsame Stehen in der eisigen Kälte, gefolgt von der Fahrt in einem heißen, überfüllten Stadtbus machten dieses Erlebnis nicht magischerweise zu einem spaßigen Vergnügen. Doch die Achtsamkeit machte es weniger unangenehm, und zwar deshalb: Dem gegenwärtigen Moment wertfrei Aufmerksamkeit zu schenken, schafft einen direkten Kontakt zum tatsächlichen, gegenwärtigen Erleben und befreit von der als Unruhestifter bekannten Sprache (gezielt, voraussagend, problemlösend, planend, abschätzend und vergleichend). Anders gesagt, erlaubt die Achtsamkeit dem Erleben so zu sein, wie es ist, und nicht so, wie unser Verstand sagt, dass es wäre.

Mein prä-achtsames Ich verabscheute den 57er-Bus als Folge seiner Inneren Richterin und seiner nie endenden kritischen Schilderung des Erlebten: »Ich hasse Kälte, das ist schrecklich. Zu klein zu sein, um die Halteschlaufen zu erreichen, ist das Schlimmste, blöder Winter, blöder Bus, blöde Stadt« (meine Innere Richterin kann ein bisschen kindisch sein). Mein achtsames Ich beobachtete einfach die Erlebnisse, wie sie auftauchten, wie auch immer es dazu kam, in diesem Moment, im nächsten und im nächsten.

Um eines klarzustellen: Der Zweck der Achtsamkeit ist *nicht*, ein Erlebnis von extrem unangenehm zu weniger unangenehm zu verwandeln. Das ist nur ein nettes Nebenprodukt. Achtsamkeit zu praktizieren bedeutet ein gesteigertes Bewusstsein innerer Erlebnisse in Abwesenheit einer Wertung (oder die Wertung immer dann, wenn sie auftaucht, loszulassen), die Gefahr läuft, uns davon abzulenken, unser bestmögliches Leben zu leben.

Mehr Bewusstheit schafft Raum zwischen dem Zünder (inneres Erleben) und der Bombe (impulsive Reaktion). In diesem Raum können Bomben durch Akzeptanz, Defusion, dem Kontakt mit Werten und durchdachten Entscheidungen zugunsten dieser Entscheidungen entschärft werden (mehr zu diesen spezifischen ACT-Prozessen in späteren Kapiteln). Eine acht*lose* wütende Buspassagierin (Zünder) könnte gefährdet sein, dem nächsten Passagier, der sie ohne Absicht anstößt, eine zu pfeffern (Bombe). Das Erlebnis ist für den acht*samen* Passagier einfach so, wie es ist. Bombe entschärft.

Packen Sie's an: »Dust in the Wind«

Bevor wir fortfahren, lassen Sie uns kurz innehalten, um Achtsamkeit mit einem speziellen Fokus auf das Wahrnehmen und Loslassen von Wertungen zu praktizieren. Für diese Übung müssen Sie den Zugang zu einer Musikquelle haben. Idealerweise können Sie sich »Dust in the Wind« von Kansas herunterladen oder streamen (es sollte bei Youtube frei verfügbar sein). Wenn Sie den Song nicht finden können, nehmen Sie einen beliebigen anderen und folgen Sie den folgenden Anweisungen.

Suchen Sie sich einen Ort, an dem Sie für die Dauer des Songs ungestört sind (ca. dreieinhalb Minuten). Lesen Sie sich die Anweisungen zuerst ganz durch, bevor Sie beginnen. Wenn der Song läuft, können Sie die Augen schließen, wenn Sie möchten.

- Legen Sie Ihre Aufmerksamkeit auf ein Element in der Musik, vielleicht die Gitarre am Anfang, verweilen Sie dort etwas.
- Dann wechseln Sie mit Ihrer Aufmerksamkeit zu etwas anderem, vielleicht zur Stimme des Leadsängers oder zur Harmonie, wenn beide zusammen singen oder auf die gesamte Melodie.
- Verschieben Sie Ihre Aufmerksamkeit flexibel und betrachten Sie die verschiedenen Eigenschaften des Stücks. Beobachten Sie auch Ihre Reaktion, wenn Sie die Aufmerksamkeit verschieben.
- Nehmen Sie jedes körperliche und emotionale Empfinden war, das auftaucht und wie sich dieses ändert, wenn die Strophe zum Refrain wechselt und der Refrain zur Überleitung übergeht.
- Es ist entscheidend, dass Sie besonders auf Ihre Wertung achten, ob positiv oder negativ (»Ich liebe diesen Song«, »Ich hasse diesen Song«, »die Harmonie ist wie Fingernägel auf Schultafel« usw.) und auf Ihre Assoziationen (vergangene Erinnerungen oder andere Verbindungen, die Ihr Gehirn zu dem Text oder anderen Elementen des Songs knüpft).
- Bewegen Sie für dreieinhalb Minuten Ihre Aufmerksamkeit rund um Ihre inneren und sinnesbezogenen Erfahrungen, holen Sie Ihre Aufmerksamkeit vorsichtig wieder zurück, wenn Sie merken, dass Sie irgendwo herumgeirrt ist.
- Registrieren Sie es jedes Mal, wenn eine Wertung hochkommt, stellen Sie sich vor, Sie bliesen sie in den Wind, so wie Staub im Wind (dust in the wind) wehen würde, leicht tanzend.

Sie sollen die Wertung nicht wegblasen, um sie loszuwerden: Sie agieren lediglich als Beobachter Ihrer Wertungen, Sie erblicken sie, wie Sie auch den Staub im Wind erblicken würden. Wenn wir den Staub erblicken, versuchen wir nicht, nach ihm zu greifen, ihn wegzuschieben oder ihn zu kontrollieren. Täten wir das, dann würde er lediglich aus unserer Reichweite wehen. Stattdessen nehmen wir ihn wahr und gehen unserer Wege.

Wiederholen Sie diese Übung im Laufe der Woche und wählen Sie ausgesuchte Reize wie Videos, Essen, Getränke, bildende Kunst oder andere Musik. Wählen Sie etwas, bei dem eine Wertung durch Sie wahrscheinlich ist (positiv oder negativ), sodass Sie die Merkmale Ihres sensorischen und emotionalen Erlebens beobachten können, während Sie gleichzeitig die Wertungen einfangen, wenn sie erscheinen. Wenn Sie Wertungen feststellen, lassen Sie sie wie Staub im Wind wegziehen. Das macht es Ihnen ebenso möglich, Akzeptanz zu praktizieren (das Thema des nächsten Kapitels, S. 71).

Wenn Sie möchten, nehmen Sie diese Erfahrungen in Ihr Notizbuch auf, obwohl die fortwährende körperliche Übung das stärkste Instrument ist, um Achtsamkeitsmuskeln zu trainieren.

Der Flow

Wenn Achtsamkeit die zielgerichtete, wertfreie und gegenwartsfokussierte Aufmerksamkeit ist, dann könnten wir daraus schließen, dass Acht*losigkeit* eine ziellose, wertende und vergangenheits- oder zukunftsfokussierte Aufmerksamkeit sein muss. Was ist aber, wenn man in einer Sache völlig aufgeht, einen »Flow« erlebt?[48] Dieser äußerst intensive, überfokussierte Zustand der Aufmerksamkeit wird oft von Wettkampfathleten, Künstlern, Schriftstellern und Musikern berichtet. Die Zeit und alle anderen Ablenkungen verschwinden einfach und werden durch ein eindringliches Gefühl der Klarheit, erhöhte Produktivität und gesteigerten kreativen Output ersetzt. Ist das Achtsamkeit? Es scheint tatsächlich alle Kriterien zu erfüllen.

Ein Kriterium für Achtsamkeit ist aber auch die *flexible* oder interaktive Aufmerksamkeit. Das bedeutet, wir *wählen*, auf was wir unsere Aufmerksamkeit lenken und wie lange wir das tun, und dann wählen wir erneut und passen unsere Aufmerksamkeit – der psychischen Flexibilität geschuldet – wie benötigt an.

Wenn Sie Kinder haben, dann haben Sie sie sicherlich schon beim Spielen ihres Lieblings-Videospiels in einem Flow beobachten können: Was passiert also, wenn Sie ihren Namen sagen und versuchen, ihre

Aufmerksamkeit zu erlangen? Ich muss meine mindestens dreimal ansprechen, jedes Mal ein bisschen lauter. Im Flow sein heißt, komplett aufgesogen zu sein. Einerseits ist da eine permanente Überaufmerksamkeit auf einen Aspekt des gegenwärtigen Erlebens, anderseits mangelt es aber an Flexibilität; es gibt keine Interaktion. Das ist so lange nicht problematisch, solange das »Aufgesogensein« keinen zu hohen Preis hat und das, in das Sie aufgesogen sind, Ihnen wichtig ist. Doch es bekommt in dem Moment Gewicht, in dem es als Erlebensvermeidung fungiert oder bewirkt, dass Sie andere essenzielle Bereiche Ihres Lebens ausklammern. Aufgesogen sein kann oder kann nicht psychisch flexibel sein.

Packen Sie's an: Achtung, Gefahrenzone!

Lassen Sie uns, bevor wir fortfahren, den Flow erforschen. Erinnern Sie sich an eine Situation, in der Sie hyperfokussiert waren, einen Moment, in dem Sie so in eine Aktivität vertieft waren, dass Sie die Zeit vergaßen und gegen jede Ablenkung immun waren? Beantworten Sie in Ihrem Notizbuch folgende Punkte:

- Was taten Sie und was charakterisierte die Tätigkeit als Flow?
- Auf welche Weise waren Sie psychisch flexibel oder unflexibel? Zur Erinnerung: Psychische Flexibilität bezeichnet das Bewusstsein und die Offenheit allen inneren Erfahrungen gegenüber, gepaart mit der bewussten Wahl, auf eine Weise zu handeln, die Sie persönlich betrifft. Unflexibilität ist durch Handlungen gekennzeichnet, die in Abwesenheit von leitenden Werten durch Gedanken oder Gefühle bestimmt sind. Zum Beispiel kann ein unflexibler Flow dann entstehen, wenn Sie von den sozialen Medien so vereinnahmt sind, dass Sie den Umgang mit Ihrem Partner/Ihrer Partnerin oder Ihren Kindern vernachlässigen. Ein flexibler Flow kann eine Zeit sein, in der Sie kreativ waren, segelten oder Sex hatten – zu hundert Prozent im Augenblick und nur in diesem Augenblick in einem Lebensbereich, der Ihnen wirklich etwas bedeutet, egal zu welchem Preis.

- Wie könnte die zielgerichtetere, interaktive, gegenwartsfokussierte Aufmerksamkeit Ihnen dabei helfen, den flexiblen Flow bzw. den unflexiblen (die Gefahrenzone) zu erkennen? Wie könnte Sie ihn aus einer Gefahrenzone bringen oder einen unflexiblen in einen flexibleren Flow verwandeln?

Zum Mitnehmen

Achtsamkeit – der Gegenwart bewusst und wertfrei Aufmerksamkeit widmen – bildet das Gerüst für alles in diesem Buch. Wir können unsere Reaktion auf das, dessen wir uns nicht bewusst sind, nicht verändern. Um mehr psychische Flexibilität zu erlangen – unserem inneren und sensorischen Erleben gegenüber offen und wertfrei zu sein, unabhängig davon, was unser Verstand uns sagt, und zu wählen, was wirklich wichtig ist – müssen wir Achtsamkeit lernen. Die wertfreie Aufmerksamkeit auf die Gegenwart bedeutet weder Abwesenheit von wertenden, auf die Vergangenheit oder Gegenwart gerichtete Gedanken, noch, diese Gedanken beiseitezuschieben, sobald sie auftauchen. Im Wesentlichen heißt es einfach nur, sich solche Gedanken bewusst zu machen als ein Schritt in Richtung bewusst gewählter Reaktion.

Achtsamkeit ist der Schlüssel, der den Raum zwischen Zünder und Bombe öffnet, in dem wir runterkommen, beobachten und den Moment voll und ohne Abwehr wahrnehmen können. Das schaltet unseren Autopiloten aus, deaktiviert unsere Bombe und es erlaubt uns, das Leben so zu entdecken und erleben, wie es ist, und nicht, wie unser Verstand uns sagt, dass es wäre.

Kapitel 4 – Schwingen Sie die Waffe der Bereitschaft

Du kannst niemals dauerhafte Fußspuren hinterlassen, wenn du immer nur auf Zehenspitzen läufst.

Leymah Gbowee

Nun, wo Sie verstanden haben, wie wichtig es ist, die Fesseln der Angstvermeidung abzuwerfen und die Macht der Gegenwart zu schärfen, lassen Sie uns darüber sprechen, was wir statt der Vermeidung tun können, wenn wir uns unseres inneren Unbehagens bewusst sind. Wir haben bereits festgestellt, dass (1.) Vermeidung nur zeitweise »funktioniert« und die Dinge auf lange Sicht verschlechtert und (2.) Vermeidung sich oft auf die Dinge störend auswirkt, die uns am wichtigsten sind (Familie, Freunde, Schule, Arbeit, Abenteuer, Spaß, Liebe). Was ist also die Antwort? Es ist *Akzeptanz*.

»Akzeptanz« bezieht sich einfach nur auf den Prozess des sich Öffnens und darauf, jegliche Emotionen, Empfindungen oder Impulse, die auftauchen, sein zu lassen, ohne etwas zu deren Kontrolle zu unternehmen oder sich ihnen widersetzen zu wollen.[49] Ihre Ängste, Sorgen und Unsicherheiten sind hier, also entscheiden Sie sich, sie auch hier sein zu lassen. Sie schwingen die Waffe der *Bereitschaft*.

Es ist nicht unwahrscheinlich, dass Sie Frau Widerstand jetzt rufen hören: »Was?! Auf keinen Fall! Warum in alles in der Welt sollte ich das tun?!« Die Antwort? Siehe Nummer (1) und (2) im Absatz zuvor (oder blättern Sie zurück und machen Sie eine der Übungen aus dem zweiten Kapitel). Zudem haben viele wissenschaftliche Studien die Vorteile der Akzeptanz gegenüber der Erlebensvermeidung aufgezeigt. Eins möchte ich ganz deutlich sagen: Akzeptanz heißt *nicht*, Ängste zu mögen oder zu wollen. Das würde Sie zu einer Masochistin machen. In diesem Fall müssten Sie ein völlig anderes Buch lesen!

Es heißt einfach nur, für das, was sowieso vorhanden ist, Platz zu schaffen.

Beeindruckende Studien

Wenn Sie wie ich ein Nerd sind, dann lassen Sie sich Folgendes mal auf der Zunge zergehen: Zahlreiche Studien konnten den Vorteil von Angstakzeptanz gegenüber Angstvermeidung demonstrieren. In einer dieser Studien wurden Patientinnen und Patienten, bei denen Angststörungen diagnostiziert wurden, emotional belastenden Filmen ausgesetzt und ihnen dazu die Aufgabe gestellt, auf ihre Gefühle zu reagieren, indem sie diese entweder akzeptierten oder aber versuchten, sie zu unterdrücken. Diejenigen, die versuchten, die entstehenden Gefühle zu akzeptieren, zeigten weniger Kampf-oder-Flucht-Reaktionen und erholten sich schneller von dem emotionalen Stress verglichen mit der Gruppe, die Kontrollstrategien anwandte.[50]

Einer Gruppe von Probanden, bei denen eine Panikstörung diagnostiziert wurde, gab man eine Aufgabe, durch die bewusst eine Paniksituation ausgelöst wurde. Diejenigen, denen die Akzeptanz aufgetragen war, zeigten ein niedrigeres Angstlevel und eine höhere Bereitschaft, die Aufgabe zu wiederholen, verglichen mit der Gruppe, die die Panik unterdrücken sollte. Interessanterweise traf das zu, obwohl beide Gruppen die gleichen physischen Gefühle empfanden.[51]

Identische Ergebnisse zeigten sich in Studien zu Esssüchten[52], körperlichen Schmerzen[53] und affektiven Störungen[54].

Das Paradoxon des Unwillens

Wenn Sie es noch nicht nachvollziehen können, dann versuchen Sie es einmal auf folgende Weise: Stellen Sie sich vor, ich würde Sie in eine kleine Kabine stecken, die über einem Haifischbecken hängt. Ich würde Ihnen sagen: »Was auch immer Sie tun – bekommen Sie keine Angst und alles ist gut. Doch leider wird sich, sobald Sie Angst bekommen, der Boden der Kabine öffnen und Sie werden unweigerlich ins Haifischbecken fallen. Aber keine Sorge, bekommen Sie einfach keine Angst und alles ist bestens!«

Was meinen Sie, was passieren würde? Klar – Sie wären verängstigt ... und Fischfutter. Liegt es daran, dass Sie nicht hart genug daran gearbeitet haben, Ihre Angst zu kontrollieren? War der Anreiz noch nicht groß genug? Das ist es natürlich nicht – unser primitivster Instinkt ist der, zu überleben. Warum also haben Sie Angst bekommen und mussten letztlich mit den Fischen schwimmen? Es liegt daran, dass Sie, wenn Sie einen Unwillen gegen das Erleben der Angst haben, Angst vor der Angst entwickeln, sodass Sie – Angst haben.[55]

Erkennen Sie die Falle? Ihr Verhältnis zur Angst wird zu einem, in dem Angst als schlecht, gefährlich und tödlich bewertet wird. Dadurch haben Sie natürlich Angst davor, Angst zu haben. Durch den Unwillen davor haben Sie sie bekommen. Wie oft hören Sie im Frühstücksfernsehen oder lesen im Internet »Stress ist schlecht für Sie! Stress wird Sie umbringen! Sie sollten sich keinem Stress aussetzen!« Und was passiert? Sie stressen sich, keinen Stress zu erleben und dadurch sind Sie gestresst! Der Unwille, es zu haben, lässt es Sie haben.

Das kann zum Beispiel dann der Fall sein, wenn sich die heimtückische Erlebensvermeidung einschleicht und verlauten lässt »Oha, wenn ich also einen Unwillen dagegen habe, dann bekomme ich es. Heißt das, dass ich die Bereitschaft dazu haben muss und es wird verschwinden?« Sorry, nein, das funktioniert überhaupt nicht. Wenn Sie einen Unwillen dagegen haben, dann bekommen Sie es. Wenn Sie eine Bereitschaft dazu haben, dann macht die Angst, was Angst eben so macht – Ebbe und Flut, hoch und runter, kommen und gehen.

Packen Sie's an: Ja schlägt Nein

Bevor wir fortfahren, lassen Sie uns innehalten, um uns einmal versuchsweise den Unterschied klarzumachen zwischen der Anstrengung, innere Empfindungen zu vermeiden bzw. uns ihnen zu öffnen und sie das sein zu lassen, was sie sind.[56] Zuerst lenken Sie Ihre Aufmerksamkeit auf Ihren Körper.

- Nehmen Sie Ihre Füße auf dem Boden wahr. Nehmen Sie wahr, wie die Möbel oder der Fußboden Ihren Körper stützen.
- Konzentrieren Sie sich auf die Empfindung Ihres Rückens an der Fläche, gegen die Sie sich lehnen.
- Geben Sie jedes Mal, wenn Sie eine Empfindung verspüren – Berührung, Kontakt, Druck, Schmerz, Jucken –, Ihr Bestes, um die gefühlten Empfindungen zu vermeiden.
- Wenn Sie in den nächsten zwei Minuten das Gefühl Ihres Rückens gegen den Stuhl bemerken, sagen Sie »Nein« dazu: Tun Sie alles, um dieses Gefühl zu unterdrücken, anzuhalten, einzuschränken, zu kontrollieren, abzulenken oder um es zu vermeiden. Schließen Sie die Augen für zwei Minuten, damit Sie sich wirklich darauf konzentrieren können, die Empfindungen wegzuschieben.
- Nachdem die beiden Minuten vergangen sind, fahren Sie fort, Ihren Fokus auf die Empfindungen in Ihrem Rücken zu lenken. Doch verändern Sie in den kommenden zwei Minuten Ihre *Reaktion* auf diese Empfindungen.
- Akzeptieren Sie in den kommenden zwei Minuten Ihre Empfindungen. Sagen Sie »Ja« zu diesen Empfindungen: Zeigen Sie die Bereitschaft, diese Empfindungen einfach als Empfindungen zu fühlen, egal welcher Art sie sind.
- Beobachten Sie die Empfindungen, öffnen Sie sich ihnen, lassen Sie sie sich ausweiten und lassen Sie alles zu, was auch immer auftauchen mag. Lassen Sie den Widerstand los.

- Notieren Sie in Ihrem Notizbuch Ihre Erfahrung. Was haben Sie wahrgenommen? Hatten Sie Erfolg damit, Ihre Empfindungen im Rücken zu unterdrücken? Wie haben sich Ihre Erfahrungen unterschieden, als Sie »Ja« oder »Nein« sagten?

Die meisten bemerken keine wirkliche Änderung der Wahrnehmung, doch sie erleben eine spürbare Abnahme von Spannung, Stress und Aufwand, wenn sie akzeptieren, statt damit zu kämpfen, zu vermeiden. Führen Sie in dieser Woche den Wechsel zwischen dem absichtlichen Widerstand gegen innere Erlebnisse (Gefühle, Empfindungen, Zwänge) und dem Praktizieren von Bereitschaft mit denselben Erlebnissen durch. Nehmen Sie die Unterschiede wahr und notieren Sie sie in Ihrem Notizbuch.

Akzeptanz in Aktion

Hier eine weitere nicht intuitive Herangehensweise. Die Akzeptanz, über die wir gesprochen haben, ist kein Gefühl. Sie ist eine Handlung. Sie können selbst dann bereitwillig handeln, wenn Sie sich nicht gewillt fühlen.[57] Das Gefühl der Bereitschaft mag kommen und gehen wie Tag und Nacht. Beim bereitwilligen Handeln geht es darum, eine andere Reaktion zu etablieren, wenn Ängste hochkommen. Es ist nicht etwas, was wir *versuchen* zu tun, sondern etwas, was wir tun. Oder, in den weisen Worten des Yedimeisters Yoda ausgedrückt: »Tu es oder tu es nicht. Es gibt kein Versuchen.«

Vielleicht haben Sie während der »Ja schlägt Nein«-Übung die Bereitschaft nicht empfunden, besonders dann, wenn Sie unter Rückenschmerzen leiden. Und dennoch waren Sie in der Lage, *eine neue Reaktion zu wählen* (nicht zu versuchen zu wählen, sondern zu wählen), als Sie den Schmerz in Ihrem Rücken wahrnahmen, ob Sie sich nun gewillt *fühlten* oder nicht. Tatsächlich bedeutet der englischsprachige Begriff »willing« für »gewillt« oder »bereit« ursprünglich sinngemäß »wählen«[58] – wir wählen also nicht, was wir fühlen, sondern wir wählen, was wir tun und wie wir es tun.

Vielleicht haben sie schon mal die Erfahrung gemacht, sich nicht bereit gefühlt zu haben, wenn Sie schon mal mit einem brüllenden Kleinkind im Flugzeug gesessen haben. Sie buchen einen Flug und stellen fest, dass Sie die ganze Reihe für sich alleine haben und denken: »Perfekt! Ich kann mich ausstrecken und tatsächlich ein bisschen schlafen.«[59] Dann kommt, kurz bevor sich die Flugzeugtür schließt, ein junges Paar mit einem schreienden Kleinkind an Bord. Sie denken »Die armen Menschen, die die ganze Nacht neben denen sitzen müssen«, genau in dem Moment, in dem das Paar Ihre Reihe erreicht hat. Sie raffen Ihre Sachen zusammen, um ihnen Platz zu machen, aber innerlich schreien Sie: »Neiiiiiiin!«

Die Eltern tun alles, um das Kind zu besänftigen. Sie versuchen es mit dem Fläschchen, was es nur noch lauter schreien lässt. Sie versuchen es mit seinem Lieblingsspielzeug, doch es schreit einfach weiter. Was sind nun Ihre Optionen? Sie können die nächsten acht Stunden damit verbringen, den Eltern böse Blicke zuzuwerfen, über ihre Fehlversuche, das Kind zu beruhigen spotten und sie wissen lassen, dass diese Art Benehmen in einem Flugzeug absolut inakzeptabel ist. Alternativ könnten Sie bei den Versuchen helfen, das Kind zu beruhigen: mit ihm Verstecken spielen, ihm Ihr Smartphone geben, damit es damit herumfummeln kann – alles, was es gibt, um ein Kind ruhig zu stellen (was damit endet, dass gewissermaßen Ihr gesamter Flug davon in Beschlag genommen sein wird).

Oder, ob Sie sich willens fühlen oder nicht, Sie können sich für das entscheiden, was Sie immer bei einem Flug tun und dabei den Lärm des Kindes als das annehmen, was er ist und wahrnehmen, dass das Kind das tut, was Kinder nun mal tun. Das heißt nicht, den Lärm, den das Kind veranstaltet, zu wollen oder zu mögen, sondern nicht zu benötigen, dass der Lärm *nicht* vorhanden ist. Und die ganze Zeit über denken Sie daran, dass, egal wie lange das Kind schreit, es nicht für immer schreien wird und der Wunsch nach Ruhe nicht das ist, was nötig ist, damit sie auch eintritt.

Akzeptanz inbegriffen

Akzeptanz ist auch eine Gesamthandlung, sie ist nicht bedingt. Mit anderen Worten bedeutet echte Akzeptanz nicht, der Angst bis zu einem bestimmten Punkt nachzugeben und immer dann zur Vermeidung zu schwenken, wenn ein bestimmtes Level des Unbehagens erreicht ist.[60] Es ist, wie mit einer Schaukel ganz hoch zu schaukeln und dann abzuspringen. Sie springen entweder oder Sie springen nicht. Sie können nicht nur halb springen. Sie sagen jetzt vielleicht »Ja, aber ich kann mich entscheiden, hoch oder flach zu schaukeln.« Absolut. Sie können Ihre Handlungen auch in Babyschritten vollziehen. Doch jeder benötigt eine vollständige Bereitschaft. Wenn Sie nur wenig Schwung nehmen, müssen Sie doch entweder springen oder nicht. Wenn Sie hoch schwingen, springen Sie ebenfalls oder springen nicht.

Wenn Sie Angst vor dem Autofahren haben, dann bedeutet das Praktizieren von Akzeptanz nicht, dass Sie sofort alleine losfahren müssen, bei Nacht und Regen auf der linken Spur einer achtspurigen Autobahn. Es kann heißen, mit jemandem, dem Sie vertrauen, auf einem Parkplatz herumzukurven, solange Sie während dieser selbstgewählten Situation hundert Prozent bereit sind.

Jede Schrittgröße, die Sie wählen, ist genau richtig – die einzige Bedingung für diesen Schritt, der Ihre psychische Flexibilität verbessern soll (was stets unser übergeordnetes Ziel ist) ist, dass die Wahl auf etwas basiert, an dem Ihnen wirklich liegt und Sie sich mit einer hundertprozentigen Bereitschaft damit befassen.

Packen Sie's an: Achtsame Bereitschaft

Bevor wir fortfahren, lassen Sie uns kurz eine Pause für eine Übung machen, die Ihnen dabei hilft, Ihre Gesamtakzeptanzmuskeln zu stärken. Zur Vorbereitung setzen Sie sich bequem auf einen Stuhl und lesen Sie die gesamte Beschreibung durch. Denken Sie bei der Übung daran, dass diese nicht als Entspannungsübung gedacht ist. Es ist ziemlich wahrscheinlich, dass Sie sich dadurch entspannter fühlen, was ein netter Nebeneffekt ist. Dennoch, der Zweck der

Übung ist die Akzeptanz dessen, was ist, und nicht, das beiseitezuschieben, was Sie nicht empfinden wollen.

Betrachten Sie Ihre Ängste und wie Sie diese wahrnehmen. Wie erkennen Sie, dass Sie ängstlich sind? Wo in Ihrem Körper spüren Sie es? Wenn Sie das herausgefunden haben, dann schließen Sie Ihre Augen und lenken Sie Ihre Aufmerksamkeit auf Ihren Atem.

- Beobachten Sie die Luft, wie Sie in Ihren Körper ein- und austritt, spüren Sie die Anwesenheit der Luft in Ihren Nasenlöchern und auf Ihrer Oberlippe.
- Registrieren Sie das Geräusch Ihres Atems oder die Abwesenheit eines Geräuschs.
- Registrieren Sie die Bewegung Ihres Atems, das sanfte Auf und Ab Ihres Brustkorbs oder Ihres Bauches. Nehmen Sie wahr, wie sich der Körper mit jedem Atemzug ausdehnt.
- Nun lassen Sie jeden Ihrer Atemzüge während der Atmung zu einem Hilfsmittel werden, mit dem Sie die Stellen erweitern, an denen Sie die Angst spüren.
- Lassen Sie den Widerstand beim Ausatmen los.
- Atmen Sie ein und öffnen Sie sich für die Angst. Atmen Sie aus und ergeben Sie sich.
- Atmen Sie ein und lassen Sie das Unbehagen zu. Atmen Sie aus und geben Sie den Kampf auf.
- Sagen Sie sich während des Atmens Dinge wie »Okay … das ist jetzt hier … Ich habe Raum dafür … Es gibt nichts, was jetzt getan werden muss … Lass los.«
- Sie können Ihre Schultern sinken lassen, Ihren Kiefer lockern, Ihr Gesicht entspannen, Ihren Bauch loslassen (wir halten manchmal den Widerstand im Körper fest).
- Atmen Sie ein, dehnen Sie sich aus, um Platz zu schaffen, und lassen Sie zu, zu fühlen, dass es einfach so ist, wie es ist. Atmen Sie aus und lassen Sie den Widerstand los.
- Atmen Sie Bereitschaft ein. Atmen Sie Vermeidung aus.

Ihr Atem ist immer bei Ihnen und kann ein machtvolles Mittel sein, um die Bereitschaft zu kanalisieren.

Was Akzeptanz *nicht* ist

Hoffentlich ist jetzt deutlich geworden, dass wir ausdrücklich über die Akzeptanz des inneren Empfindens sprechen, wenn wir über Akzeptanz und Bereitschaft sprechen. Wir sprechen nicht von der Akzeptanz von Situationen. Nicht die Akzeptanz von sexistischem Verhalten oder Missbrauch ist gemeint, sondern die von damit einhergehenden Gefühlen wie Schmerz, Wut und Traurigkeit – besonders in Hinblick darauf, dass Akzeptanz unsere Möglichkeiten der freien Wahl dessen, was wir tun und wie wir es tun erweitert.

In anderen Worten: Wir können Platz für den Schmerz schaffen und dennoch weiterhin eine eigene Stimme haben und uns Raum erobern, statt uns klein zu machen, um Schmerz zu vermeiden. Wir können auch Kraft schöpfen, um Selbstakzeptanz zu praktizieren.

Packen Sie's an: Selbstakzeptanz

Für das folgende Gedankenexperiment machen wir eine Reise zurück in Ihre Kindheit – etwa in das Alter von sechs, sieben oder acht Jahren, in eine Zeit zu einem bestimmten Erlebnis oder einer bestimmten Erinnerung, als sie traurig, einsam, ungenügend, nicht liebenswert oder unbeachtet gewesen sind.[61]

Lesen Sie sich die folgenden Punkte nach und nach durch, machen Sie hinter jedem Punkt eine Pause, um Ihre Augen zu schließen und den Kontakt mit dieser Vorstellung vollständig aufzubauen. Nehmen Sie die Perspektive Ihres sechs, sieben oder acht Jahre alten Ichs ein und sehen Sie die Dinge durch dessen Augen.

- Stellen Sie sich vor, wie Sie ausgesehen haben – Ihre Kleinmädchenfrisur, Ihre Kleidung, Ihre Schuhe, Ihre kleinen Hände und Füße. Schließen Sie Ihre Augen und nehmen Sie Kontakt zu diesem Bild auf, bis es sich herauskristallisiert.
- Nun versetzen Sie sich in Ihr Zuhause als Kind. Stellen Sie sich das Äußere Ihres Hauses vor, als ob Sie Ihr kleines Ich seien, auf dem Gehweg stehend und sich die Einzelheiten des Ortes

ansehend, den Sie Ihr Zuhause nannten. Nehmen Sie jetzt wahr, dass Sie aufgrund Ihrer geringen Größe ein bisschen nach oben schauen müssen, um das Ganze zu erfassen. Schließen Sie Ihre Augen und lassen Sie alles vor Ihrem inneren Auge sichtbar werden.

- Gehen Sie jetzt zur Haustür. Nehmen Sie wahr, wie es mehr Schritte benötigt, weil Ihre Beine so viel kürzer sind. Wenn Sie Stufen zur Haustür überwinden müssen, müssen Sie vielleicht nach oben greifen, um das Geländer zu erreichen, dann nehmen Sie die Stufen, wie es kleine Menschen tun. Schließen Sie Ihre Augen, erfassen Sie alles und atmen Sie.
- Wenn Sie die Tür erreicht haben, dann greifen Sie nach oben, öffnen Sie die Tür und treten Sie ein. Schauen Sie sich um und nehmen Sie alle Details dort wahr – die Farbe oder Tapeten an den Wänden, den Teppich oder anderen Bodenbelag, die Möbel und die Dekoration. Registrieren Sie, ob Sie einen vertrauten Geruch oder ein vertrautes Geräusch feststellen. Schließen Sie Ihre Augen und lassen Sie es zu, in das Zuhause Ihrer Kindheit einzutauchen.
- Gehen Sie jetzt zu dem Raum, in dem Sie wahrscheinlich Ihre Mutter oder eine Mutterfigur finden werden. Nehmen Sie die Details wahr, die Sie auf dem Weg dorthin sehen und dass Ihre Augenhöhe um einiges niedriger ist als heute. Wenn Sie Ihre Mutter(-figur) erreichen, dann beobachten Sie sie einen Moment (sie kann Sie noch nicht sehen). Nehmen Sie wahr, wie sie aussieht, was sie trägt, wie ihr Haar frisiert ist und was sie tut. Schließen Sie Ihre Augen und verbinden Sie sich damit. Registrieren Sie, wie Sie sich fühlen.
- Gehen Sie zu Ihrer Mutter(-figur) und erlangen Sie ihre Aufmerksamkeit – sagen Sie ihren Namen oder zupfen Sie etwas an ihrer Kleidung – und dann sorgen Sie dafür, dass sie zu Ihnen hinunterschaut, in Ihre Augen. Registrieren Sie ihren Gesichtsausdruck. Schließen Sie Ihre Augen, verbinden Sie sich und atmen Sie.

- Fragen Sie nun von diesem frühen Ort der Traurigkeit, Einsamkeit oder des Gefühls, unzulänglich, unbeliebt oder unsichtbar zu sein, Ihre Mutter(-figur) nach dem, was Sie vielleicht brauchen.
- Schließen Sie Ihre Augen, halten Sie inne und schauen Sie, ob Sie in der Lage ist, es Ihnen zu geben.
- Nun lösen Sie sich wieder sanft von Ihrer Mutter(-figur), drehen Sie sich um und gehen Sie dorthin, wo Sie Ihren Vater oder Ihre Vaterfigur finden können. Nehmen Sie die Details, die Sie auf dem Weg dorthin sehen, wahr. Wenn Sie Ihren Vater/Ihre Vaterfigur erreichen, dann beobachten Sie ihn/sie für eine Weile (er/sie sieht Sie noch nicht). Registrieren Sie, wie er/sie aussieht, was er/sie trägt, wie seine/ihre Hände oder seine/ihre Haare aussehen und was er/sie tut. Schließen Sie Ihre Augen und nehmen Sie Kontakt zu den Details auf. Nehmen Sie wahr, wie Sie sich fühlen.
- Gehen Sie zu Ihrem Vater/Ihrer Vaterfigur und erlangen Sie seine/ihre Aufmerksamkeit – sagen Sie seinen/ihren Namen oder machen Sie ein kleines »Klopf-klopf« auf seinen/ihren Körper – und dann sorgen Sie dafür, dass er/sie zu Ihnen hinunterschaut, in Ihre Augen. Registrieren Sie seinen/ihren Gesichtsausdruck. Schließen Sie Ihre Augen, treffen Sie seine/ihre und atmen Sie.
- Nun fragen Sie Ihren Vater/Ihre Vaterfigur aus diesem frühen Ort der Traurigkeit, Einsamkeit, Ihrem Gefühl, unzulänglich, unbeliebt oder unsichtbar zu sein, heraus nach dem, was auch immer Sie brauchen könnten. Schließen Sie Ihre Augen, halten Sie inne und schauen Sie, ob er/sie in der Lage ist, es Ihnen zu geben.
- Nun lösen Sie sich wieder sanft von Ihrem Vater/Ihrer Vaterfigur und gehen Sie zur Haustür zurück, nehmen Sie die Details dessen, was Sie sehen, riechen und hören wahr, während Sie gehen. Gehen Sie hinaus, schließen Sie die Tür sanft hinter sich und kehren Sie an die Stelle vor Ihrem Haus zurück. Schließen Sie die Augen, fühlen Sie die Sonne auf Ihrem Gesicht oder den Wind auf Ihrer Haut und atmen Sie.

- Entfernen Sie sich dann langsam immer weiter vom Haus. Sehen Sie in der Ferne eine Erwachsene auf sich zugehen. Als die Person näherkommt, erkennen Sie sie – es sind Sie selbst, heute. Gehen Sie weiter, bis sich das kleine und das große Ich direkt gegenüberstehen. Sehen Sie zu dem großen Ich auf, sehen Sie Ihr erwachsenes Gesicht durch die Augen Ihres jüngeren Ichs. Schließen Sie Ihre Augen, Sie sehen sich an.
- Nun lassen Sie Ihr kleines Ich das große Ich aus diesem frühen Ort der Traurigkeit, Einsamkeit, dem Gefühl, unzulänglich, unbeliebt oder unsichtbar zu sein, nach dem fragen, was auch immer Sie brauchen könnten. Schließen Sie Ihre Augen, atmen Sie und geben Sie Ihrem kleinen Ich das, was es braucht, verweilen Sie dort solange Sie es brauchen.
- Nun lösen Sie sich sanft und kehren Sie in die Gegenwart zurück, in die Erwachsene, die sich hinter den erwachsenen Augen befindet und alles so sieht, wie es jetzt ist.
- Und stellen Sie sich vor, das kleine sechs-, sieben- oder achtjährige Mädchen beträte den Raum und bewege sich genau jetzt auf Sie zu. Es ist hier, jetzt, und steht direkt vor Ihnen – dasselbe Mädchen mit der Kleinmädchenfrisur, der Kleidung, den kleinen Händen –, zupft an Ihrem Ärmel und bittet um Ihre Aufmerksamkeit. Beugen Sie sich zu ihm herunter, nehmen Sie sein süßes Gesicht in die Hände und widmen Sie ihm Ihre ganze Aufmerksamkeit.
- Schauen Sie in sein schmales Gesicht, seine sehnsüchtigen Augen und schauen Sie, was dieser kleine Mensch braucht. Schauen Sie, ob Sie dem Mädchen geben können, was es braucht, vollständig und ohne Abwehr. Wenn Sie einen Widerstand verspüren, versuchen Sie, ob Sie ihn loslassen können und dem Mädchen geben können, was es braucht. Schließen Sie Ihre Augen, registrieren Sie, wie Sie sich fühlen, nehmen Sie sich die Zeit, die Sie brauchen und sitzen Sie bei ihm.

- Nun stellen Sie sich vor, die Kleine klettere auf Ihren Schoß. Während Sie sie halten und mit ihr atmen, beginnen Sie beide zu einem zu verschmelzen. Das kleine Ich wird zu einem Teil Ihres großen Ichs, Ihr großes Ich akzeptiert das Kinder-Ich als Teil von sich, als Teil von Ihnen. Schließen Sie Ihre Augen, lassen Sie die Wärme der Selbstakzeptanz und Liebe Sie durchdringen.

Sinnen Sie Ihrer Erfahrung nach. Diese Übung ist nicht dazu da, alte Wunden zu heilen oder von Schmerzen zu befreien. Ihre Metaphorik soll einen Weg ermöglichen, Selbstakzeptanz durch veränderte Perspektiven zu verkörpern.

Wasserfälle der Bereitschaft

Um den Begriff Akzeptanz zu verkörpern, stellen Sie sich einmal vor, Sie seien Wasser.[62] Wasser passt sich an. Wenn es nicht daran gehindert wird, dann fließt es einfach. Wenn es auf ein Objekt trifft, wie einen Steg im Meer, dann hält es weder an noch muss das Objekt entfernt werden. Das Wasser fließt auf seinem Weg zur Küste einfach um die Pylonen herum. Wasser schafft Platz für das, was sich in ihm befindet. Wenn ein Körper in eine Badewanne kommt, steigt das Wasser, um den Platz zu teilen.

Ein Eiswürfel besteht aus Wasser und kann in ein Glas Wasser gegeben werden; beide unterscheiden sich in ihrer Erscheinung, Textur und Temperatur und obwohl sie aus demselben Stoff gemacht sind, sind sie doch getrennt voneinander. Wasser kann ruhig und spiegelnd sein wie ein See an einem Sommermorgen. Wasser kann verspielt und melodisch plätschern wie ein murmelnder Bach. Und Wasser kann schnell und unbändig fließen wie ein Wildwasserfluss.

Wie das Wasser können Sie sich anpassen und um Hindernisse, die Wichtiges betreffen, herumfließen. Wie das Wasser können Sie sich mit dem, was hereinkommt, den Platz teilen. Wie das Wasser, so kommen all Ihre Gedanken, Gefühle, Empfindungen und Bedürfnisse aus

Ihnen, und obwohl sie alle unterschiedlich aussehen und sich verschieden anfühlen, sind sie doch aus demselben Stoff gemacht. Wie das Wasser, so sind Sie manchmal ruhig, manchmal lebendiger und manchmal unbändig. So können Sie wählen, wie und wohin Sie Ihre Energie lenken, je nachdem, was die Situation und Ihre Werte erfordern.

Das soll nicht heißen, dass Akzeptanz bedeutet, wir sollten Ängste und andere Beschwerden um des Schmerzes willen empfinden – aus Jux und Tollerei den Schmerz zu ertragen hat nichts Siegreiches an sich. Akzeptanz bedeutet vielmehr, Ängste zuzulassen, denn wenn wir das nicht tun und dagegen ankämpfen, stehen wir den Dingen, die wirklich zählen, selbst im Weg.

Erinnern Sie sich daran, als ich in Kapitel 2 sagte, dass Vermeidung nur dann problematisch ist, wenn sie ihren Preis hat? An dieser Stelle kommt die Bereitschaft ins Spiel. Wenn Sie eine Massage beruhigt, dann ist daran nichts Falsches! Aber wenn Sie das Angstgefühl so sehr vermeiden wollen, dass Sie eine zweite Hypothek aufnehmen müssen, um für Ihre zweimal täglich dafür nötigen Massagen aufkommen zu können, und die Zeit für Freunde und Familie darunter leidet, dann hat das seinen Preis – und die Bereitschaft muss den Platz der magischen Massage-Hände einnehmen, wenn Sie wirklich selbstbestimmt werden wollen.

Metaphorisch gesehen ist es so, wie sich für den Antritt einer Reise zu einer geliebten Person zu entscheiden. Die Reise ist lang und teuer. Doch es gibt keine Regel, die besagt, dass der schwere Weg der beste Weg ist. Wenn Sie stattdessen kostenlos telepathisch reisen können, dann nur zu! Wenn Sie jedoch nicht zusammen mit Scotty auf dem Raumschiff Enterprise leben, können Sie dennoch den Willen aufbringen, den schweren Weg zu nehmen? Das viele Geld auszugeben oder den Overnight-Flug mit zweimal Umsteigen zu nehmen, wenn das der einzige Weg ist, mit der Person, an der Ihnen liegt, zusammen zu sein?

Packen Sie's an: Die »Aber« streichen

Wenn Sie sich auf dem Weg zur Selbstbestimmung für die Bereitschaft entscheiden, versuchen Sie, ein paar ernsthafte »Aber« zu streichen. Schreiben Sie in Ihr Notizbuch folgende Sätze:

»Ich möchte wirklich ______________________________ *[Handlung, die ich anstrebe], aber* ______________________________ *[Gefühl, das ich dabei nicht haben möchte].«*

Das könnte folgendermaßen aussehen:

»Ich möchte wirklich mit dem Dating beginnen, aber ich habe Angst, abgelehnt zu werden.«

»Ich möchte mich wirklich auf die Stelle bewerben, aber ich bin unsicher, ob ich dafür qualifiziert bin.«

»Ich habe immer davon geträumt, nochmal zu studieren, aber ich befürchte, dass jeder mich zu alt dafür hält oder ich nicht mitbringe, was man dafür braucht.«

- Schreiben Sie all Ihre eigenen Beispiele auf, die Ihnen einfallen.
- Nun zücken Sie den Rotstift und streichen Sie die »Aber« schnurstracks aus den Sätzen heraus und ersetzen Sie jedes durch das Wörtchen »und«.[63]
  »Ich möchte Daten *und* ich fürchte die Ablehnung.« »Ich möchte mich bewerben *und* ich bin nicht sicher, ob ich qualifiziert bin.« »Ich möchte wieder zur Uni gehen *und* ich habe Bedenken.«
- Was stellen Sie fest? Wohin führt Sie Ihr »Aber«? Die Antwort: Auf den Weg der Vermeidung (Angst × Bemühen = Leiden). Während Ihr »Und« die Bemühung verkörpert und den Weg zu psychischer Flexibilität und zu einem machtvollen Leben öffnet.

Zum Mitnehmen

Akzeptanz ist das Gegenteil von Erlebensvermeidung. Während Erlebensvermeidung die Abneigung gegen das Empfinden von Unbehagen darstellt und ein gewisses Bemühen einschließt, dies unter Kontrolle zu halten, ist Akzeptanz die aktive Entscheidung, sich diesem Unbehagen zu stellen. Und zwar weder, um sich mit zusammengebissenen Zähnen durch die Situation zu quälen noch, um auf- oder nachzugeben, sondern als eine Möglichkeit, die Verhaltenspalette zu erweitern, um mehr Flexibilität zu erreichen und aus dem gegenwärtigen Moment heraus auf eine Weise freier reagieren zu können, die Sie in Richtung eines selbstbestimmteren Lebens führt. Wenn unterschiedliche innere Erlebnisse Ihren Zünder auslösen, dann erschließt die Achtsamkeit den Raum zwischen Zünder und Bombe. Und die *Bereitschaft* ist ein machtvolles Werkzeug, das hilft, das explosive Instrument zu entschärfen.

Akzeptanz schafft ein Umfeld zu mehr Engagement für erfüllte und bedeutsame Lebenserfahrungen, von denen viele nur erfahrbar sind, wenn wir dazu bereit sind, all diese Gefühle auch zu empfinden.

Kapitel 5 – Erklären Sie den Sieg durch Werte

Du bist diejenige, die den Schlüssel für dein Sein besitzt.

Diane von Fürstenberg

Nun haben Sie hoffentlich schon etwas Praxis darin gewonnen, Ihre machtvollen Achtsamkeits- und Akzeptanzmuskeln zu dehnen. Und Sie konnten zweifellos auch feststellen, wie anstrengend das sein kann! Bei einem Tauziehen würde sich der mächtige Zug der Erlebensvermeidung (in ihren unterschiedlichen Varianten) mit der Schwerkraft einen erbitterten Wettkampf liefern! Während des Weiterlesens und -lernens werden sich ziemlich sicher mehr als genug Gelegenheiten ergeben, die Sie frustrieren und in Ihnen das Gefühl aufkommen lassen, »es nicht zu schaffen« oder »es nicht richtig zu machen«.

Sie werden es vielleicht nicht glauben, aber auch mir geht es mitunter noch so, und das, obwohl ich schon seit über 15 Jahren ACT praktiziere. Ich sage das nicht, um Sie zu entmutigen (»Wollen Sie etwa damit sagen, dass ich es auch nach 15 Jahren noch nicht schaffe? Was bringt es dann?«), sondern um die Gelegenheit zu ergreifen, Sie an etwas sehr Wichtiges zu erinnern: *Es gibt kein Ankommen.*

Der Prozess des Aufbaus psychischer Flexibilität ist ein fortlaufender. Offen (Akzeptanz) und bewusst (Achtsamkeit) zu sein sind Haltungen, zu denen wir immer und immer und immer wieder zurückkehren müssen. Und wir werden scheitern. Oft. Doch immer, wenn wir mit einer scheinbar unmöglich zu treffenden Entscheidung oder einem entsprechenden Verhaltensmuster konfrontiert sind, können wir uns auf Bereitschaft und Werte berufen – das zu tun, was zählt; auf das

Ich, was wir sein möchten – genau jetzt. In diesem Kapitel wollen wir enthüllen, was Werte für Sie bedeuten.

Sie werden sehr wahrscheinlich auch Zeiten erleben, in denen Sie »vergessen«, warum Sie die Vermeidung durch Akzeptanz ersetzten. Vermeidung sorgt schließlich für Erleichterung, während die Akzeptanz mit ihrem Ziel, das zu tun, was wirklich wichtig ist, unangenehm sein kann. Sollten Sie das also vergessen haben und sollte Ihre Innere Rebellin Sie fragen: »Warum gewähre ich eigentlich schon wieder dieser dämlichen Angst diesen dämlichen Raum?« (meine Innere Rebellin ist genauso kindisch wie meine Innere Richterin), dann müssen Sie sich nur eines in Erinnerung rufen: Ihre Erfahrung.

Für die Antwort auf die Frage nach diesem Warum brauchen Sie keine raffinierten Experten – Sie selbst sind die raffinierte Expertin. Sie sind die Expertin, die das Warum deutlich erkennen kann, wenn sie sich ihre eigenen festgefahrenen Problemzonen ansieht. Üblicherweise regiert Ihre Majestät, die Vermeidung, das Königinnenreich und während sie Sie als Geisel im winzigen Turm der Komfortzone gefangen hält, manipuliert sie Sie mit ihrem verlockenden Versprechen der Erleichterung. Wenn dann die kindische Rebellin anfängt, um sich zu schlagen und zu schreien (»Ich will aber diese Gefühle spüren!«), dann rufen Sie sich wieder die Macht der Achtsamkeit ins Gedächtnis, übergeben Sie ihr die Waffe der Bereitschaft und schicken Sie sie los, um diese Vermeidungskönigin vom Thron zu stoßen.

Natürlich geht es beim Machtvollsein nicht nur darum, Achtsamkeit zu praktizieren und die Bereitschaftswaffen zu schwingen. Es geht auch darum, zu dem Leben überzugehen, das wir uns wirklich wünschen. Mitunter tritt das »was ich mir wirklich wünsche« aber nicht sehr deutlich hervor.

Vervollständigen Sie schnell und spontan gedanklich die folgenden Aussagen: »Ich möchte ______________________________ sein. Ich möchte, dass mein Leben ______________________________ ist.« Wenn Sie wie die meisten ticken, dann lautet Ihr Antwortpaar wahrscheinlich etwa so wie »glücklich/weniger stressig« (weniger ängstlich/leichter usw.). Natürlich wollen Sie diese Dinge! Doch wie

Sie nun auch verstehen, können wir uns nicht aussuchen, wie wir uns fühlen. Wenn das Kriterium für ein gut gelebtes Leben auf Gefühlskontrolle basiert, werden wir niemals das Leben erlangen, das wir uns wünschen. Wir brauchen also neue Kriterien. Ich spreche hier über Werte: die Qualitäten des Seins und Tuns, die uns am wichtigsten sind. Das Ich, das Sie sein möchten.

Packen Sie's an: Seligkeiten

Bevor wir fortfahren, lassen Sie uns eine Minute innehalten, um uns eine Erfahrung ins Gedächtnis zu rufen, durch die Sie die Ihnen wirklich wichtigen Dinge allmählich entstehen lassen. Wir haben so viel über die unangenehmen Seiten gesprochen, jetzt möchte ich die Bremse ziehen. Ich möchte, dass Sie an einen Moment in Ihrem Leben denken, in dem Sie so etwas wie Seligkeit erlebt haben – eine Erfahrung, die Sie in einem Moment gehabt haben können, als Sie das Ringen um Gedanken und Gefühle loslassen konnten, wenn auch nur für einen kurzen Augenblick.[64] Es muss nicht das größte und monumentalste Ereignis gewesen sein – doch auch das wäre denkbar. Picken Sie sich einfach einen speziellen Moment heraus – klein oder groß, erst kürzlich geschehen oder lange zurückliegend – in dem Sie sich richtig präsent, eingebunden oder lebendig gefühlt haben.

Hier ein persönliches Beispiel von mir, damit Sie eine Vorstellung davon bekommen, was ich meine: Ich parkte nach einem langen, arbeitsreichen Tag mein Auto in der Auffahrt. Als ich an der Haustür ankam, merkte ich, wie sehr mich meine bleischwere Tasche zu Boden zog und wie schwerfällig meine Schritte waren. Ich öffnete die Tür und machte zwei Schritte hinein, der große Flur zog sich vor mir in unendliche Länge. Ich hörte zwei kleine (und doch laute) Stimmen rufen »Maaaaammmmmmmiiiiiii!!!!!!«, gefolgt von zwei mir entgegenstürmenden Mini-Menschlein, die pure Aufregung und Freude ausstrahlten plus zwei hinterherschlurfenden französischen Bulldogen, die wie Schweinchen grunzten. Ich wurde von Umarmungen und Küssen umfangen, sowohl menschlichen als auch hündischen, und alle sprudelten vor Liebe nur so über. In diesem Moment dachte ich: »Meine süßen, süßen Kleinen«. Es war ein dreißigsekündiger Moment, der absolut perfekt und selig war.

Nun wählen Sie selbst einen Moment der Seligkeit. Er muss nicht wie meiner sein. Es kann ein Besuch bei Ihrer Großmutter sein, das Betrachten eines Sonnenuntergangs oder das Erreichen einer Ziellinie – alles Mögliche, was immer Sie möchten.

Vielleicht fangen Sie jetzt an, sich das Gehirn zu zermartern, um genau das richtige Ereignis zu finden. Versuchen Sie, das wahrzunehmen, und lassen Sie es dann los, um irgendeinen seligen Moment an die Oberfläche kommen zu lassen (Die gute Nachricht ist, dass Sie zu dieser Übung immer wieder zurückkehren können, wenn Sie mehr selige Momente betrachten möchten!). Welchen auch immer Sie wählen, versichern Sie sich, dass es eine besondere Erinnerung ist, und besuchen Sie diesen Moment erneut. Wenn Sie die folgenden Absätze lesen, werden die Einzelheiten langsam wieder hervorkommen. Denken Sie daran, zuerst alles durchzulesen und dann die Augen zu schließen, um dem seligen Ereignis in voller Farbe zu begegnen.

Wenn Sie diesen Moment der Seligkeit erneut wachrufen, schauen Sie sich mit ihrem inneren Auge überall um und nehmen Sie alle vorhandenen Details wahr, so wie auf einer Farbfotografie, die alles von diesem perfekten, seligen Moment eingefangen hat. Nehmen Sie alle Details der Umgebung wahr – wo Sie sind, was Sie tun und mit wem Sie zusammen sind. Nehmen Sie Ihren Gesichtsausdruck und den Ausdruck Ihrer Augen wahr. Lenken Sie Ihre Wahrnehmung darauf, in dem Bild dieses Moments ganz aufzugehen. Tauchen Sie in diesen Moment ein und:

- Lassen Sie sich sehen, was Sie sehen.
- Lassen Sie sich die Geräusche Ihrer Umgebung wahrnehmen.
- Nehmen Sie wahr, was Sie riechen.

- Nehmen Sie an diesem Ort das Gefühl auf Ihrer Haut wahr. Wenn Sie draußen sind, dann spüren Sie vielleicht die Wärme der Sonne oder die Kühle des Windes auf Ihrer Haut. Wenn Sie mit jemandem zusammen sind, dann spüren Sie vielleicht die Wärme des Körpers der Person neben Ihnen.

Atmen Sie diesen Moment ein, füllen Sie Ihren Körper durch jeden Atemzug mit Seligkeit. Lassen Sie jede Faser von sich spüren, was es bedeutet, in diesem Moment zu sein. Lassen Sie die Seligkeit Ihre Seele sättigen und nähren.

Nun geben Sie dem seligen Moment in Ihrem Notizbuch Ausdruck, indem Sie alle Details notieren, die Sie wahrgenommen haben. Schreiben Sie rückblickend darüber, was dieses Erlebnis Ihnen über das sagen könnte, was Ihnen wirklich wichtig ist. Vielleicht stellen Sie Dinge fest, die mit Beziehungen zu tun haben – mit Menschen, Tieren oder der Natur. Sie könnten Eigenschaften wie Offenheit, Engagement, Verspieltheit, Abenteuer, Verletzlichkeit oder Erstaunen feststellen. Stellen Sie fest, welche Bedeutung es hat, wo Sie waren, mit wem Sie zusammen waren, was Sie taten und wie Sie es taten.

Überlegen Sie auch, ob dieser selige Moment andererseits auch etwas wie Schmerz beinhaltete (etwas wie die Angst vor dem Verlust, der damit einhergeht, dass Sie sich auf eine tiefe Liebe eingelassen haben) sowie Ihre Entscheidung, das in Kauf zu nehmen und sich damit zu arrangieren. Nehmen Sie wahr, ob Ihre Erlebnisse mit dem Gedanken zusammenhängen, dass wir uns auch wehtun, wenn uns etwas wichtig ist. Dass es das wert ist.

Beobachten und reflektieren Sie, wie präsent Sie während Ihres Moments der Seligkeit waren – wenn Sie nicht präsent gewesen wären, dann hätten Sie diese Seligkeit nicht empfunden (oder sich nicht daran erinnert). Sie hätten den Moment verpasst. Und auf den Moment kommt es an.

In vielen Kulturen werden wir in dem Glauben gehalten, es ginge im Leben stets um die ganz großen Dinge: Ausbildungen, Hochzeiten, Babys, dreißig, vierzig oder fünfzig werden. Doch selbst in einem langen Leben von achtzig oder neunzig Jahren können wir vermutlich an zwei Händen abzählen, wie oft wir solche »großen« Ereignisse tatsächlich erleben. Was ist dann der Rest unserer Existenz? Kleine, ineinander verwobene Momente. Wenn wir nicht präsent sind und uns völlig hingeben, vor allem den besonders seligen Momenten (oder denjenigen, in denen wir Wunder oder Staunen erleben können oder uns lebendig und inspiriert fühlen), egal wie klein sie sind, was für ein machtvolles Leben können wir dann führen?

In vorausgegangenen Kapiteln haben Sie Formulierungen gelesen wie »Tun, was wirklich wichtig ist«, ein »reiches und bedeutendes Leben führen«, »geeignetes Verhalten«, »was für Sie wirklich zählt« und »das Ich, das ich sein möchte«. Sie alle haben auf *Werte* in der ACT verwiesen. Sehen Sie sich jetzt den seligen Moment an, den Sie für die Übung ausgewählt haben, welche Sie eben durchgeführt haben. Diesen haben Sie aus einem bestimmten Grund gewählt und er weist auf das hin, was für Sie zählt. In meinem Fall springen einem Themen wie Familie, Liebe, Beziehungen, Zuneigung, präsent sein und nach Hause kommen geradezu aus den Seiten entgegen. Was springt Ihnen bei sich selbst entgegen? Ihre Antwort soll unser Oberflächenkratzer sein, mit dem wir Ihre am tiefsten sitzenden persönlichen Werte enthüllen.

In diesem einen Moment

Einfach gesagt, sind Werte die Charakteristika von Sein und Tun, die die Person, die Sie am allerliebsten sein möchten, repräsentieren – das Ich, das Sie sein möchten. Werte sind Entscheidungen dafür, *was* wir tun (oder nicht tun) und *wie* wir es tun. Wenn wir uns konsequent entscheiden, in Übereinstimmung mit unseren Werten zu handeln, dann weitet sich unser Leben mit mehr Bedeutung, Lebendigkeit und Erfüllung aus. Gelegenheiten für wertgesteuerte Entscheidungen gibt es jeden Tag auf tausend kleine, subtile Weisen.

Eines Tages, als ich die Autobahn in San Diego entlangraste, äh, entlangfuhr, traf mich das wie eine Tonne Steine. Zu der Zeit fuhr ich ein Mini Cooper Cabrio. Ich liebte dieses Auto, es war schnell und machte Spaß. Und es war rot. In der Gegend von Boston aufgewachsen, war mein Fahrstil ein bisschen … man könnte sagen aggressiv. Ich heizte also auf der linken Spur entlang, als meine bis dahin unbehinderte Fahrt plötzlich von einem Kriecher ausgebremst wurde, der offensichtlich noch nie etwas davon gehört hatte, dass die linke Spur für die Flitzer reserviert ist. Nun meldete sich meine Innere Tyrannin. Ich dachte, vielleicht auch vernehmbar: »Nun komm schon, Mann, fahr rüber! Das hier ist die Schnellspur, du Trottel!« Mein ganzer Körper spannte sich an, ich war extrem gereizt und mein Autopilot übernahm die Kontrolle. Ich berührte schon fast seine Stoßstange und machte Lichthupe, dabei fühlte ich mich im Recht und dachte: »Dem zeig ich's. Trottel.« (Meine Innere Tyrannin ist der eigentliche Trottel.)

Doch in der nächsten Sekunde dachte ich: »Wirklich? Ist es das, was du in deinem Leben möchtest? Wildfremde einzuschüchtern, sodass diese schneller fahren oder die Spur wechseln, damit du dreißig Sekunden früher irgendwo ankommst?« Und die Antwort war nein. Ich wollte (und das will ich noch immer) jemand sein, der sich für Freundlichkeit, Verständnis und Rücksichtnahme entscheidet, während ich durch mein Leben steuere (und mein Auto). Also ließ ich mein Auto zurückfallen. Werte sind Charakteristika von Sein und Tun (Freundlichkeit, Verständnis und Rücksichtnahme) – sie sind Entscheidungen dafür, was wir tun oder nicht tun (drängeln oder einen sicheren Abstand halten) und wie wir es tun (rüde oder respektvoll). Werte sind das Ich, das Sie sein wollen.

Weder kannte ich den schäbigen Fahrer, noch würde ich ihm jemals begegnen. Es ging einfach nur um die Entscheidung, welche Art Mensch – das Ich – ich *in genau diesem Augenblick* sein wollte. Als sich meine Innere Tyrannin meldete und das Steuer übernahm, gab mir die Verbindung mit meinen Werten die Kraft, das Steuer zurückzuerobern. Diese kleinen oder unbedeutend wirkenden Ereignisse zählen. Tatsächlich sind sie noch nicht einmal so klein. Vielleicht summieren sie sich – zu einem selbstbestimmteren Leben.

Packen Sie's an: Das Ich, für das ich mich entscheide

Erinnern Sie sich an einen kürzlich erlebten scheinbar kleinen oder unbedeutenden Moment, in dem Sie weniger stolz auf Ihr Benehmen waren. Vielleicht haben Sie jemandem, den Sie eigentlich schätzen, eine passiv-aggressive Textnachricht geschickt oder sind ihm gegenüber ausgerastet. Vielleicht haben Sie einen Bekannten erblickt, aber so getan, als sähen Sie ihn nicht oder Sie haben jemanden angeflunkert. Beschreiben Sie nun die Situation, indem Sie in Ihrem Notizbuch auf die folgenden Fragen antworten.

- Welche Gedanken und Gefühle hat diese Situation in Ihnen getriggert?
- Was taten Sie oder taten Sie nicht?
- Was hat diese Entscheidung mit Ihnen gemacht (wie fühlten Sie sich in dem Moment)? Bedenken Sie, dass auch die kleinsten Dinge Ihren Zweck haben – *es funktioniert, sonst würden Sie es nicht tun*. (Durch das Drängeln und die Lichthupe fühlte ich mich in einer Situation stark, die ich nicht kontrollieren konnte.)
- War die Entscheidung mit dem Ich, das Sie wirklich sein möchten, in Einklang? Wenn dieses Ich eine zweite Chance bekäme und nochmal handeln könnte, was würde es anders machen und warum?

Aktivitäten und deren Eigenschaften

Bei einem Teil des Wertegleichgewichts geht es um die Entscheidung, was wir tun und was wir lassen. Schauen wir uns ein Beispiel an:

Freundschaft ist Charlotte sehr wichtig. Deshalb beschließt sie, alle ihre Freundinnen zu einem gemeinsamen Ausgeh-Abend einzuladen. Sie befürchtet aber, dass alle absagen oder befremdet sind, weil das Pläneschmieden sonst so gar nicht ihre Sache ist. Und doch entscheidet sie sich, es zu versuchen, denn das Zusammensein mit ihren Freundinnen bedeutet ihr wirklich viel. Ihre gewählten Aktivitäten –

das Organisieren und Durchführen eines Mädelsabends – sind konsequente Werte.

Als es dann soweit ist und Charlotte mit ihren liebsten Freundinnen Essen geht, spricht sie hauptsächlich über das Wetter und den Verkehr. Sie glaubt nicht, irgendetwas Interessantes beizutragen zu haben. Wenn sie von ihren Kindern und ihrem Partner berichtet, dann setzt sie ein übertriebenes Lächeln auf, überbetont die guten Dinge (»Mein Sohn Felix hat nur Einsen in seinem Zeugnis!« »Mein Liebster hat mir ein Wahnsinns-Geburtstagsgeschenk gemacht!«) und lässt die wirklich schlechten außen vor (»Felix hat keine Freunde und kommt jeden Tag weinend nach Hause. Ich weiß überhaupt nicht, wie ich ihm helfen kann und es bricht mir das Herz.« »Mein Partner und ich hatten seit acht Monaten keinen Sex mehr. Ich fühle mich so entfremdet von ihm und weiß nicht, wie ich das ändern kann.«). Charlotte hat Angst vor Verurteilung. Sie geht davon aus, dass ihre Freundinnen es nicht nachvollziehen können, weil diese, im Gegensatz zu ihr, alles auf die Reihe bekommen.

Charlottes Entscheidung für den Mädelsabend gehört ganz klar in die erste Hälfte der Wertebox. Doch wie sich zeigt, gehören die Eigenschaften, die sie verkörperte, als sie mit ihren Freundinnen zusammen war – Oberflächlichkeit, Unehrlichkeit und Vermeidung –, nicht zu denen, die das Ich repräsentieren, das sie sein möchte, mehr als alles andere. Charlotte wünscht sich nichts mehr, als offen und ehrlich zu sein, besonders den Menschen gegenüber, die ihr wichtig sind. Diese *Eigenschaften* ihrer Handlung sind die andere Seite des Wertegleichgewichts.

Andere Beispiele für Eigenschaften können sein: mutig sein, fröhlich, nett, neugierig, kreativ, ehrlich, unabhängig, vertrauenswürdig, kompetent, respektvoll (sich selbst und anderen gegenüber) und teilnahmsvoll. (Eine umfangreichere Liste mit Beispielen für Eigenschaften finden Sie auf dem Arbeitsblatt, S. 210. Sie können sich auch darauf berufen, wenn es darum geht, Ihre persönlichen Werte zu bestimmen.)

Packen Sie’s an: Leidenschaftliche und entschlossene Vorbilder

Um Ihre eigenen Werte noch weiter zu erkunden, stellen Sie sich eine von Ihnen geschätzte Person oder Persönlichkeit vor, die Sie bewundern oder die Sie inspiriert. Jemanden, der gewisse Entscheidungen getroffen hat oder Eigenschaften besitzt, die Ihnen wichtig sind.[65] Das kann jemand sein, den Sie kennen – vielleicht eine Freundin/ein Freund, eine Kollegin/ein Kollege oder eine Lehrerin/ein Lehrer – oder jemand, den Sie nicht persönlich kennen, zum Beispiel eine Person des öffentlichen Lebens oder ein fiktives Wesen.

Nun überlegen Sie, was Sie an dieser Person am meisten bewundern – nicht, was diese Person angehäuft oder erreicht hat, sondern ihre selbstgewählten Handlungen, persönlichen Qualitäten oder Eigenschaften. Schreiben Sie es in Ihr Notizbuch. Es macht nichts, wenn Sie nicht alles über diese Person wissen (oder nicht alles an ihr mögen). Schreiben Sie nur darüber, durch welche Handlungen oder Eigenschaften diese Person in Ihren Augen den Status eines leidenschaftlichen und entschlossenen Vorbilds verdient hat. Sie können mehr als ein Vorbild auswählen, schreiben Sie dann auch über die Handlungen und Eigenschaften dieser Personen.

Jetzt schauen Sie sich Ihre Einträge an und überlegen Sie, wie Ihre Vorbilder Ihre persönlichen Werte beflügeln könnten. Welche Eigenschaften, die sie oder er besitzt, halten Sie auch für sich selbst erstrebenswert? Sie könnten zum Beispiel notiert haben, dass sie oder er mutig, ambitioniert, nett oder kreativ ist. Sie oder er hat vielleicht entschieden, trotz aller Ängste und Selbstzweifel ein Missgeschick oder eine Abfuhr auszuhalten.

Ich hatte eine Patientin, die Ellen DeGeneres zu ihrem leidenschaftlichen und entschlossenen Vorbild auserkor, weil diese sich ihres authentischen Selbst zuliebe mutig outete, obwohl ihr klar war, dass sie einen schwerwiegenden beruflichen (und vielleicht auch persönlichen) Rückschlag erleiden könnte. Sie setzt sich für Barmherzigkeit und für Tierrechte ein und sie ist großzügig, fröhlich und witzig.

Mein eigenes leidenschaftliches Vorbild ist Oprah Winfrey, denn sie durchlitt Armut, Missbrauch, Sexismus und Rassismus und hatte dabei auch noch mit ihrem Gewicht und ihrem Körperbild zu kämpfen (ein tiefer Schmerz, den ich auch verstehe), doch nichts davon hielt sie davon ab, ihre Stimme zu erheben, ihr authentisches Selbst zu sein und etwas zu bewegen – und sie setzt ihre Power für Gutes ein.

Inwiefern sind Sie wie Ihr Vorbild und inwiefern nicht? Wie könnten Sie jetzt und später die Eigenschaften Ihres Vorbilds, die sie als sehr wichtig für das Ich empfinden, das Sie sein möchten, verkörpern?

Persönlich und frei gewählt

Bevor Sie Ihren Werten weiter auf den Grund gehen, prüfen Sie, ob es sich wirklich um *Ihre Werte* handelt. Was ich damit meine ist, dass Werte etwas zutiefst Persönliches und bewusst Gewähltes sind, *von uns und nur von uns*, nicht von unseren Eltern, Partnerinnen und Partnern, der Gesellschaft, Kultur oder Religion. Natürlich werden einige Ihrer Werte zweifellos mit denen Ihrer Eltern, Partnerinnen/Partner oder Geistlichen übereinstimmen, aber der Knackpunkt, um den es geht, ist die *freie Wahl*.

Erinnern Sie sich an die diversen Botschaften, die Sie im Laufe Ihres Lebens dazu empfingen, wie Sie »zu sein haben«. Als Republikaner kreisten die Werte meiner Eltern sehr um ihre Autarkie. Während Großzügigkeit innerhalb der Familie für sie eine große Rolle spielte, zählten die Bedürfnisse unseres Planeten und der Menschen weniger für sie. Als Protestanten war es ihnen wichtig, in einer Kirchengemeinde organisiert zu sein. Sie schätzten ebenfalls eine gute Erziehung, harte Arbeit, finanzielle Unabhängigkeit, Familie, Humor, Geselligkeit und Spaß. Von diesen Werten umgeben wuchs ich auf, ging jeden Sonntag in die Kirche (und ich sang sogar – allerdings ziemlich schlecht – im Jugendchor!), strengte mich in der Schule an, arbeitete während meines Studiums noch nebenbei, zog Familie und Freunde vor und hatte dabei noch eine Menge Spaß. Auch als Erwachsene sind mir gute Erziehung, harte Arbeit, finanzielle Unabhängigkeit, Familie, Humor, Geselligkeit und Spaß viel wert. Dennoch unterscheiden sich meine politischen und spirituellen Werte von denen meiner Eltern und ihrer Gemeinde ziemlich.

Wir werden als Frauen sehr oft dazu ermuntert, liebenswürdig, hilfsbereit, respektvoll, vorzeigbar und aufopfernd zu sein und uns im Hintergrund zu halten. Welche Botschaft zu den Eigenschaften, die eine Frau zu verkörpern hat, hat man Ihnen vermittelt? Wie haben Sie laut der Ihnen mitgegebenen Botschaft »zu sein«? Wie stimmt diese mit Ihren eigenen Vorstellungen eines bedeutsamen Seins und Tuns überein oder steht im Kontrast dazu?

Ich hatte Klientinnen, die Leistung, Fitness oder Fürsorge als ihre Werte definierten, nur um letztendlich zuzugeben, dass dies Werte sind, die sie glaubten »haben zu müssen«. Diese Werte kamen nicht aus ihren eigenen Herzen und dienten teilweise dem Vermeiden von Schuldgefühlen und Scham (beispielsweise »Wenn ich mich nicht immerzu um jeden kümmere und mich selbst hinten anstelle, dann bedeutet das, dass ich egoistisch/eine schlechte Ehefrau, Mutter oder Tochter bin«). Ich hatte Klientinnen, die in konservativen Familien, Religionen oder Kulturen aufwuchsen und für die Sexualität und Sinnlichkeit wichtige Werte waren, die aber Probleme damit hatten, es offen zuzugeben, da es im Widerspruch zu dem stand, was man ihnen als Heranwachsende wertzuschätzen gelehrt hatte.

Wenn Sie Ihre Werte ausloten, dann denken Sie dabei an die vielen äußeren Einflüsse, von denen Sie umgeben sind. Und dann wählen Sie frei diejenigen, die für Sie persönlich von Bedeutung und Wichtigkeit sind für das Ich, das *Sie* wirklich sein wollen.

Was Werte *nicht* sind

So wichtig es auch ist, zu verstehen, was Werte eigentlich sind, so müssen wir ebenso klären, was sie nicht sind. Wenn ich damit beginne, mit meinen Klientinnen deren Werte auszuarbeiten, kommen sie gerne mit Eigenschaften wie »gelassen sein«, »geduldig sein«, »selbstbewusst sein«, »respektiert werden«, »zugehörig sein«. Auf den ersten Blick sieht das tatsächlich nach Werten aus. Doch wenn wir Werte als »Eigenschaften des Seins und Tuns« bezeichnen, gehören dann »gelassen sein« und andere Beispiele wirklich dazu? Möglicherweise denken Sie etwas in der Art, aber so ist es nicht. Denn Werte müssen Eigenschaften des Seins und Tuns sein, *für die wir verantwortlich sind.* Wenn etwas ein Wert sein soll, muss es etwas sein, was wir aktiv wählen und beherrschen können – also im Grunde genommen unser Mund, unsere Hände und unsere Füße. Darum geht es. Das kann ein bisschen spitzfindig erscheinen, aber es ist wichtig, von der Dinge-die-sich-außerhalb-meiner-Kontrolle-befinden-Falle Abstand zu nehmen, wenn wir Werte definieren wollen. Lassen Sie uns das noch ein wenig mehr ausarbeiten, indem wir uns genauer ansehen, was Werte *nicht* sind.

Gefühle können keine Werte sein

Gefühle können keine Werte sein – denn wir können es nicht »wertschätzen«, uns gelassen oder geduldig zu fühlen. Natürlich wünschen wir uns alle, dass unsere Ängste oder unsere Erregbarkeit einfach mir nichts, dir nichts verschwinden, und genauso wollen wir nichts lieber, als gelassen und geduldig zu sein. Doch was haben Sie bis jetzt in diesem Buch schon gelernt? Wir sind nicht nur außerstande, zu kontrollieren, wie wir uns fühlen, wir tappen auch in die Falle des Paradoxons des Unwillens, wenn wir es versuchen (sobald Sie keine Angst verspüren wollen, haben Sie Angst vor der Angst – und verspüren also Angst). Wenn wir »sich gelassen fühlen« oder »sich geduldig fühlen« als Werte bezeichnen, dann sagen wir damit im Grunde »Ich schätze es, keine Angst zu haben« und lassen uns damit auf ein falsches Spiel ein, das wir nur verlieren können. Gefühle können deshalb keine Werte sein, weil wir nicht steuern können, was und wie wir fühlen.

Stattdessen können wir aber Eigenschaften wie Umgang und Kommunikation mit Respekt oder auf angemessene Weise (im Wesentlichen also die geduldige Kommunikation) wertschätzen, ob wir uns nun gelassen und geduldig *fühlen* oder nicht. Dasselbe lässt sich auch mit Selbstvertrauen durchspielen. Wir können zwar nicht wertschätzen, Selbstvertrauen zu haben (denn es liegt nicht in unseren Händen), aber wir können es wertschätzen, mutig zu handeln (das liegt dagegen in unseren Händen), ob wir uns nun selbstbewusst *fühlen* oder nicht.

Selbstvertrauen umdefinieren

»Ich schätze es sehr, Selbstvertrauen zu besitzen« ist einer der Aussagen, die ich von meinen Klienten am häufigsten höre, wenn wir eine erste Werteermittlung durchführen. Sollte Ihnen das bekannt vorkommen, dann überlegen Sie einmal, was Selbstvertrauen für Sie heißt. Viele beschreiben es als ein Gefühl der Selbstsicherheit oder -überzeugung, einhergehend mit der Abwesenheit von Selbstzweifeln. Wenn wir uns die Wortherkunft des englischsprachigen Begriffs »confidence« für Selbstvertrauen ansehen, dann setzt es sich zusammen aus dem lateinischen »con«, was »mit« bedeutet und dem Wort »fidere« für »Vertrauen«. Und was ist Vertrauen? Ist es Sicherheit? Ist es Überzeugung? Ist es die Abwesenheit von Zweifel? Ich sage nein. Wir vertrauen darauf, dass unsere Partner und unsere Freunde loyal sind, dass unsere Autos uns heil zur Arbeit bringen und dass das Universum unendlich ist, aber wir können es nicht mit hundertprozentiger Sicherheit wissen.

Wenn wir uns dazu entscheiden zu vertrauen, gewähren wir einen Vertrauensvorschuss. Vielleicht ist es das, worum es beim Selbstvertrauen geht. Wir gewähren einen Vertrauensvorschuss und entscheiden uns selbst dann, wenn wir voller Zweifel sind, für das, was wirklich zählt. Wenn »Ich möchte mehr Selbstvertrauen haben« dagegen heißt, sich selbstsicher zu fühlen und keine Selbstzweifel zu empfinden, dann manövrieren wir uns in eine Situation, die nicht funktionieren kann und in der unser vergebliches Streben nach einem bestimmten Gefühl nur dazu führt, dass wir erst recht feststecken. Was wir tun, haben wir in unserer Hand, wie wir uns fühlen aber nicht.

Definieren wir Selbstvertrauen um als das, was wir im Vertrauen in uns selbst und unsere Entscheidung tun, ungeachtet dessen, wie wir uns fühlen, dann wird ein Schuh daraus. So entsteht ein Wert.

Das Handeln anderer ist kein Wert

Werte können sich nicht um das Verhalten anderer Leute drehen. Ein Beispiel: Vielleicht wünschen Sie sich, dass andere Sie respektieren (klar, wer will das nicht?). Dennoch ist die Aussage »Ich wertschätze es, respektiert zu werden« eine weitere Dinge-die-sich-außerhalb-meiner-Kontrolle-befinden-Falle. Genauso wenig wie unsere eigenen inneren Empfindungen können wir Gedanken, Gefühle oder Verhalten anderer kontrollieren. Sie können es zwar wertschätzen, anderen gegenüber respektvoll zu sein, was es auch wahrscheinlicher macht, dass Sie im Gegenzug respektvoller behandelt werden, doch letztlich liegt es ganz und gar an den anderen.

Ebenso können Sie zwar sagen »Ich wertschätze es, dazuzugehören«. Doch das »Dazugehören« hängt größtenteils davon ab, ob andere sich dazu entscheiden, Sie in ihr soziales Gefüge aufzunehmen oder nicht – das »Dazugehören« liegt nicht an Ihnen. Stattdessen könnten Sie es schätzen, andere zu akzeptieren und sie mit einzubeziehen – wie Sie mit anderen umgehen, liegt an Ihnen. Und wieder: Das kann Ihre soziale Einbeziehung wahrscheinlicher machen, doch letztlich liegt diese Entscheidung nicht bei Ihnen.

Ungeachtet dessen, wie andere sich Ihnen gegenüber verhalten (was sich Ihrer Kontrolle entzieht), können Sie sich jederzeit entscheiden, respektvoll gegenüber anderen zu handeln und sie mit einzubeziehen (was Sie dagegen kontrollieren können). Werte sind das, wie *Sie* handeln, nicht die anderen.

Ziele sind keine Werte

Werte und Ziele stehen in Wechselbeziehung, unterscheiden sich aber. Das heißt: Ein Ziel ist ein Ergebnis, das einen Endpunkt hat; ein Wert hat diesen nicht. Ein Ziel kann auf einer To-do-Liste abgehakt werden, wenn es erreicht ist; ein Wert nicht. Ein Wert entspricht eher einer permanenten Reise, so wie Richtung Westen zu reisen statt nach Hawaii. Oder wie gesund zu sein (das ist wirklich ein Wert – Sie sind nie damit fertig, gesund zu sein) versus fünf Kilo abzunehmen (das ist ein Ziel – Sie wissen, wann es erreicht ist). In vielen Kulturen sind wir fast ausschließlich so sozialisiert, uns auf Ziele und Ergebnisse zu fokussieren. Doch ist es mit Problemen verhaftet, wenn die Ziele unser Leben dominieren, besonders, wenn sie nicht mit leitenden Werten in Beziehung stehen.

Stellen Sie sich vor, Sie entschlössen sich, einen Berg zu besteigen mit dem Ziel, den Gipfel zu erreichen. Sich so ein hohes Ziel zu setzen ist nichts Falsches. Lassen Sie uns aber mal etwas genauer hinschauen, mit und ohne das Zutun von Werten.

Nehmen wir an, Sie schätzen Dinge wie Geschicklichkeit, Wagnis und Ausdauer. Sie trainieren monatelang das Klettern, besorgen sich die notwendige Ausrüstung und knobeln die perfekte Route aus. Und wenn der große Tag gekommen ist, brechen Sie auf. Leider stellen Sie auf halber Strecke fest, dass Sie sich nicht so besonders fühlen. Und nicht nur das: Am Himmel ziehen große dunkle Wolken auf und Ihnen wird klar, dass es klug wäre, umzukehren. Wenn Geschicklichkeit, Wagnis und Ausdauer Ihre Werte sind, was bedeutet das dann für Sie? Sehr wahrscheinlich würden Sie es an einem anderen Tag erneut versuchen (und danach an noch einem anderen) oder Sie würden ein anderes Unternehmen in Angriff nehmen. Das heißt nicht, dass Sie nicht enttäuscht oder entmutigt wären, weil Sie Ihr Ziel nicht erreicht haben. Doch wenn Sie Ihr »Warum« (also Ihre Werte) mit im Gepäck haben, ist es wahrscheinlicher, dass Sie trotz allem bei der Sache bleiben.

Was aber, wenn Sie nur das eine Ziel auf dem Schirm hatten, genau an diesem Tag den Gipfel zu erreichen? Wenn Ihrem Ziel durch Krankheit und Sturm ein Strich durch die Rechnung gemacht wurde und ihr »Warum« nicht in der Nähe ist, was dann? Es ist mehr als wahrscheinlich, dass Sie enttäuscht und entmutigt sind *und* vielleicht aufgeben, ohne es je wieder zu versuchen. Genauso könnten Sie auch dann, wenn Sie ohne das Vorhandensein von Werten den Gipfel erreichen, beschließen, dass es keine weiteren Klettertouren geben wird. Ziel erreicht, Liste abhakt, alles erledigt. Was nun?

Nicht zuletzt, und vielleicht am allerwichtigsten (und jetzt halten Sie sich fest): Ziele und Ergebnisse haben Sie nicht wirklich unter Kontrolle. Werte dagegen – Handlungen und die Eigenschaften von Handlungen – *die* können wir befehlen. Wir können trainieren (Handlung), und zwar emsig (Eigenschaft), vorbereiten und planen (Handlung), und zwar sorgfältig (Eigenschaft) und klettern (Handlung), bewusst und bedacht (Eigenschaften). Diese wertegesteuerten Entscheidungen sind auch dazu geeignet, die Wahrscheinlichkeit zu erhöhen, das gewünschte Ergebnis zu erreichen. Doch auch die besten Pläne können unerwarteten, unkontrollierbaren Komplikationen erliegen (etwas Bauchweh und schlechtem Wetter). Befinden sich unsere Ziele in einem Wertevakuum, dann können sie uns als chronisch ineffektiv erscheinen, denn wir definieren den Erfolg ausschließlich über das Erreichen der gewünschten Ziele – über festgesteckte Ziele, die uns keine angemessene Dauer zugestehen.

Packen Sie's an: Ziele außer Rand und Band

Bevor wir fortschreiten, nehmen wir uns eine Minute für ein Experiment, mit dessen Hilfe Sie dieses Konzept mit Ihrem eigenen Erfahrungsschatz verbinden.

Nehmen Sie als Erstes einen Stift oder ein anderes ähnliches Utensil in die Hand – es muss nicht schreiben können.[66] Nun denken Sie an ein Ziel, das Sie sich bereits gesetzt haben, aber bisher noch nicht erreichen konnten. Es sollte etwas sein, in das Sie sehr viel Energie gesteckt haben, sowohl geistig als auch körperlich, und dessen Erreichen natürlicherweise nicht nur von Ihnen abhängt. Es kann etwas sein wie einen Job ergattern, einen Liebespartner finden, das problematische Verhalten eines Kindes verändern oder einen Studienplatz bekommen.

Vielleicht haben Sie sich mit Zweifeln, Recherchen, Planungen, Suchen nach Problemlösungen, Entlastungen oder Bestätigung beschäftigt, haben einen Großteil dessen, was nötig ist getan, etwa Bewerbungen geschrieben, telefoniert, für Ihr Kind ein Belohnungssystem für sein Verhalten eingeführt oder sind einer Dating-Community beigetreten. Wie auch immer, Ihr Frust nimmt zu, weil Ihr gewünschtes Ziel auf sich warten lässt.

Nehmen Sie, sobald Sie sich das detailliert in Erinnerung gerufen haben, den Stift zur Hand und halten Sie ihn so fest, als ob er all die Bemühungen und Aufmerksamkeit repräsentierte, die Sie in das Erreichen dieses Ziels gesteckt haben. Nehmen Sie wahr, wie fest Sie den Stift halten und bewerten Sie dies auf einer Skala von 0 (so locker wie möglich) bis 10 (so fest wie möglich). Nehmen Sie wahr, wie sich das anfühlt.

Nun lockern Sie Ihren Griff, sodass Sie den Stift nur noch etwa halb so fest halten (wenn Sie ihn mit einer Intensität von 8 gehalten haben, halten Sie ihn jetzt also mit einer 4). Nehmen Sie wahr, wie sich das anfühlt, wie es sich verändert hat und wie es sich von dem Gefühl vorher unterscheidet. Als Nächstes halten Sie den Stift so locker wie möglich, ohne ihn fallen zu lassen. Nehmen Sie wieder wahr, wie sich das anfühlt und von dem vorherigen Gefühl unterscheidet. Was hat sich dabei nicht verändert? Sie halten noch immer den Stift.

Halten Sie in Ihrem Notizbuch diese Erfahrung fest, berücksichtigen Sie dabei die folgenden Punkte:

- Was könnte Ihnen Ihr neu erworbenes Werte-Wissen – was Werte sind und was nicht – über Ihre eigene Erfahrung und die Bemühungen, die Sie in die Erreichung dieses Ziels gesteckt haben, lehren? (Kleiner Hinweis: Welche Elemente haben Sie in der Hand, welche nicht?)
- Was sind Ihre in Bezug auf dieses Ziel relevanten Werte? Warum ist es so wichtig für Sie?
- Wie könnten Sie sich mehr auf die Reise (Maßnahmen, Entscheidungen, Prozesse) fokussieren und das Ergebnis etwas lockerer lassen?
- Was könnten Sie noch unternehmen, und wie könnten Sie es tun, um auf eine Weise weiterzumachen, die Ihnen wichtig ist, während Sie ihr Ergebnis etwas lockerer lassen?

Zusammenfassend besteht das Risiko einer Überfokussiertheit auf die Ziele in Abwesenheit von Werten in Folgendem:

- Wenn wir das Ziel nicht erreichen, könnten wir uns zum Aufgeben entschließen – auch dann, wenn das dahinterstehende Ziel für uns sehr wichtig ist.
- Wenn wir das Ziel erreichen, könnten wir entscheiden, die Sache damit erledigt zu haben – und was ist dann mit den Werten?
- Die Ergebnisse liegen nicht in unserer Macht – wohl aber die Entscheidungen, Handlungen und Maßnahmen, die wir ergreifen.

Ziele sind etwas Großartiges – solange wir die Ergebnisse nur locker halten und unseren Werten erlauben, den Weg auszuleuchten.

Lassen Sie uns mal ein Beispiel aus dem echten Leben betrachten, das alles miteinander in Verbindung bringt. Dieses Beispiel stammt aus meinem eigenen Erfahrungsschatz, denn wie Sie jetzt sehen werden, lebe ich wirklich nach den Prinzipien, über die ich in diesem Buch schreibe. Prinzipien, die mein Leben in eine selbstbestimmtere und bedeutendere Bahn gelenkt haben.

Ich verfasse nicht nur psychologische Bücher, sondern schreibe auch unheimlich gerne persönliche Essays und Kinderbücher (das ist eine gewählte Handlung). Die Eigenschaften, die mir wichtig sind – das Ich, das ich sein möchte – umfassen Kreativität, Mut, Ausdauer und Geschicklichkeit. Ich schreibe nun schon seit etwa zehn Jahren und habe etliche Texte in verschiedenen Stadien bei mir liegen. Ein paar habe ich bei Wettbewerben eingereicht und viele an Buch- und Zeitschriftenverlage geschickt. Keiner hat einen Preis gewonnen oder wurde veröffentlicht.

Mein Wunschziel ist, einen Preis zu gewinnen oder etwas zu veröffentlichen. Wenn nun das Veröffentlichen meine einzige Inspiration wäre, hätte ich schon vor langer Zeit aufgegeben! Doch da meine Werte bei meinen Entscheidungen federführend sind, schreibe ich als eine Form des Auslebens meiner Kreativität weiter (mit den Werten als meinem Lieblings-Coautor!), lerne dabei die Medienbranche besser kennen, praktiziere und verbessere meine Fähigkeiten und halte Absage um Absage um Absage aus. Leicht ist das nicht! Es fühlt sich furchtbar an!

Meine Innere Kritikerin lacht mich aus und bezeichnet mich als Hochstaplerin, die in Schriftstellerkreisen nichts verloren hat. Ich bin furchtbar verletzlich und ängstlich, wenn es darum geht, etwas so Persönliches, was ich selber geschaffen habe, vor anderen der Kritik preiszugeben. Und weil mir die Sache so wichtig ist, bin ich bereit dazu, noch ein paar Extra-Stühle an meinen Schreibtisch zu stellen – für Ängste, Enttäuschungen und Selbstzweifel. Auch sie sind meine Coautoren. Ich möchte nicht behaupten, sie seien meine besten Kumpel, sie sind eher wie kindliche Geschwister, die alles daransetzen, mich zu quälen, und sie sind auch ein Teil meiner Erfahrungen, die ich nicht missen möchte. Sie sind meine Leuchtpfeile – wir verletzen, an wem uns gelegen ist. Wenn eine Kristallkugel mir heute prophezeien würde, dass ich niemals einen Wettbewerb gewinnen, noch jemals eine Veröffentlichung erreichen würde, würde ich mich dennoch für das Schreiben entscheiden.

Konkurrierende Werte?

Vielleicht denken Sie jetzt: »Ich wünschte, ich hätte die Zeit zum Klettern in den Bergen und zum Schreiben von persönlichen Essays! Vielleicht bin ich für Werte einfach zu beschäftigt.« Oder: »Wie kann ich denn eine unabkömmliche und liebende Mutter sein und ein engagierter Profi?« Oder: »Wie kann ich eine treue Freundin sein, wenn die Uni, die mir wirklich wichtig ist, so viel von meiner Zeit beansprucht?« Oder: »Wie soll ich mit all diesen konkurrierenden Werten umgehen?« Doch all das sind keine echten Fragen von Werten, es sind Fragen der Zeiteinteilung zwischen verschiedenen wichtigen Lebensbereichen.

Aus einer strengen Werteperspektive gesehen, müssen Ihre Werte nicht zueinander in Konkurrenz stehen. Wenn Sie in der Mutterrolle sind, dann verkörpern Sie ganz und gar Verbindlichkeit und Liebe. Wenn Sie in der Rolle des Profis sind, dann verkörpern Sie ganz und gar Engagement. Wenn Sie in der Rolle der Freundin sind, dann verkörpern Sie ganz und gar Loyalität. Und so weiter. *Wer ist in diesem Moment das Ich, das Sie sein möchten?* Das heißt nicht, dass Sie keine Schuldgefühle haben werden, wenn Sie bei der Arbeit oder in der Uni sind und nicht bei Ihren Kindern oder Freundinnen (oder andersherum), denn die Zeiteinteilung, die zwischen den für Sie wichtigen Rollen zu treffen ist, ist nun einmal kniffelig (soweit ich weiß, hat es bisher keine Frau geschafft, den Zeitbedarf auf eine perfekte Art zu meistern, die sich immer »richtig« und einfach anfühlt)!

Und doch können Sie Ihre Werte in jeder Rolle, in der Sie sich befinden, voll verkörpern, genau in diesem Moment. Verbindlichkeit, Liebe, Engagement und Loyalität müssen nicht konkurrieren, egal wie lang Ihre To-do-Liste ist.

Aber ich habe echte Probleme

Vielleicht denken Sie aber: »Das mit dem Mädelsabend oder dem rücksichtsvollen Fahren klingt zwar gut, aber ich habe echte Probleme, ernste Dinge, um die ich mich sorge.« Vielleicht quälen Sie Probleme mit Substanzmissbrauch, mit impulsiven Fressattacken oder der Entfremdung von einer geliebten Person. Oder Sie müssen mit sehr beschränkten finanziellen Mitteln zurechtkommen oder kranke oder alte Eltern betreuen, während Sie sich auch noch um Ihre kleinen Kinder kümmern müssen. Die Liste der wirklich herausfordernden Situationen im Leben ist endlos und die damit verbundenen Anforderungen können Sie nahezu erdrücken. Aber das ist ganz genau die Zeit, in der Sie sich mit dem Ich, das Sie sein möchten, verbinden sollten. Werte werden dann zwar nicht automatisch die »richtige Antwort« oder die »beste Lösung« liefern, doch sie werden ein Leuchtfeuer entfachen, wenn die Welt im Dunklen versinkt.

Während Sie Ihr Flugzeug durch Ihr Leben steuern, kann sich trotz eines noch so ausgeklügelten Flugplans der Himmel verdunkeln, das Wetter stürmisch werden und es kann sogar ein Vogel ins Triebwerk fliegen. Flugzeugentführer können aufkreuzen und Sie mit ihren Spötteleien »Steuere nicht weiter in Richtung Gesundheit, Selbstfürsorge und Authentizität – du hast es nicht verdient. Uns machst du nichts vor, du kannst Begierden und Stress einfach nicht ab, du hast keinen Schimmer, wie du mit *echten* Problemen umgehen sollst« verhöhnen.

Die Entführer haben jetzt Ihren Zünder gezogen, was also nun? Sie könnten Ihren Pizza-und-Wein-Fallschirm rauskramen, das Flugzeug Flugzeug sein lassen und zulassen, dass es in tausend Stücke zerfetzt wird. Sie könnten auch ein SOS-Signal an die Flugverkehrskontrolle senden, die Lautstärke Ihres Headsets hochdrehen und dem weisen Rat folgen »Denken Sie an das Flugzeug, das Ihnen lieb und teuer ist. Halten Sie das Steuerruder stabil und durchstehen Sie die Turbulenzen, ziehen Sie es mit all Ihrer Entschlossenheit und Ihrem Mut nach oben und überfliegen Sie den Sturm. Ihre Integrität wird die Landebahn beleuchten.« Die Leute bei der Flugverkehrskontrolle – Ihre Werte – sind immer da, 24 Stunden am Tag, um Sie zu leiten und auf Kurs zu halten, auch unter den härtesten Bedingungen. Alles, was Sie zu tun haben, ist zuzuhören und korrekt zu steuern.

Packen Sie's an: Selbstbestimmte Memoiren

Jetzt ist es wieder an Ihnen. Memoiren sind eine sehr persönliche und intime Darstellung der Lebensgeschichte einer Erzählerin oder eines Erzählers. Gut verfasste Memoiren wecken Gefühle in uns; sie bewegen uns dazu, dass wir uns der Erzählerin oder dem Erzähler und ihrem/seinem Lebensweg nahe fühlen. Wir bekommen ein tiefes Verständnis dafür, wer sie oder er ist, woher sie oder er kommt, was sie oder er will, welche Entscheidungen sie oder er traf, welche Herausforderungen und Hindernisse sie oder er zu bewältigen hatte und für die aus all diesen Erlebnissen entstandene Weiterentwicklung.

Stellen Sie sich für dieses Experiment vor, Sie seien einige Jahre in die Zukunft gereist und bereiteten sich nun darauf vor, Ihre Memoiren zu schreiben. Nutzen Sie Ihr Notizbuch, in dem Sie die Stichworte skizzieren, die Sie benötigen, um den Bogen Ihrer Lebensgeschichte zu konstruieren. Sie können Stichworte oder ganze Sätze aufschreiben, was Ihnen lieber ist.

Aus Ihrer jetzigen Lebenserfahrung gesehen:

- Schreiben Sie über Ihr Ringen mit Ängsten. Schreiben Sie darüber, wie Sie mit den Ängsten zurechtkommen. Nehmen Sie auch Beispiele von Erlebensvermeidung mit auf und wie diese Ihnen zwar etwas Erleichterung verschaffte, Ihnen aber auch dem Leben, das Sie führen möchten, im Wege stand.
- Schreiben Sie über dieses Leben, das Sie führen möchten und über die Person, die Sie sein möchten und sein könnten, wenn Ängste und Vermeidung Ihnen nicht im Wege stünden.

Nun aus der Zukunft, aus der Perspektive des Ichs, das Sie sein möchten:

- Schreiben Sie über Ihr Wachstum, als Sie realisierten, wie wichtig es ist, dass Ihre Entscheidungen mehr mit Ihren Werten übereinstimmen, selbst wenn das bedeutet, dass sich Ängste dazugesellen. Denken Sie daran, dass Sie sich jetzt in der Zukunft befinden, zurückblicken und Ihre Memoiren aus der Perspektive einer machtvollen Frau schreiben, die gelernt hat, Werte der Vermeidung vorzuziehen.
- Schreiben Sie über diese Entscheidungen – die Dinge, die Sie bewusst gewählt haben, um es anders zu machen und über die Wege außerhalb Ihrer Komfortzone und in die Mut-Zone hinein, die sie zu gehen bereit sind – den Ort, an dem Wunder geschehen.
- Schreiben Sie über die Person, die daraus hervorging.

Was sagen Ihnen Ihre Memoiren über das Ich, das Sie sein möchten – über die Werte, die Sie am allermeisten anstreben, um Ihr Leben, Ihre Rollen und Ihren generellen Charakter zu veranschaulichen?

Zum Mitnehmen

Sie sind auf einem guten Weg, durch Werte den Sieg zu erklären! Nun ist es an der Zeit, Ihre Werte dem CEO der »Mein selbstbestimmtes Leben GmbH« zu vermitteln und die gewünschten Ergebnisse an die Personalabteilung weiterzugeben (wo es zuweilen großartige Boni gibt, manchmal aber auch die Entlassungspapiere).

Was bedeutet es, sich die Macht eines wertebasierten Lebens zunutze zu machen? Es bedeutet, dass Sie sich für das Ich, das Sie genau jetzt (und gleich danach und danach) sein möchten, entscheiden – indem Sie bestimmen, was Sie tun (oder nicht tun) möchten und wie Sie es tun, während Sie das Ergebnis nur lose halten.

Auf den folgenden Seiten werden wir noch sehr viel mehr darüber sprechen, wie wir den Worten Taten folgen lassen, wenn Gedanken und Ängste sich in den Weg zu stellen drohen. Doch zunächst müssen wir Ihre Denk- und Handlungsmuster ein bisschen besser kennenlernen.

Kapitel 6 – Lernen Sie Ihre Rüstung kennen

Tritt aus der Geschichte, die dich zurückhält, heraus. Tritt in eine neue Geschichte ein, die du zu schaffen bereit bist.

Oprah Winfrey

Die Hälfte des Weges haben wir schon geschafft. Bis jetzt haben wir uns ziemlich geradlinig vorwärtsbewegt. In diesem Kapitel machen wir eine Zeitreise in die Vergangenheit und von dort einen Bogen zurück in die Gegenwart. Lassen Sie uns, bevor wir jetzt abbiegen, die bisherige Reise kurz noch einmal rekapitulieren.

- *Psychische Flexibilität* ist unsere Fähigkeit, alle emotionalen, körperlichen und sensorischen Empfindungen zu betrachten und so zuzulassen, wie sie sind und nicht so, wie uns unsere Gedanken glauben machen, dass sie sind – uneingeschränkt und ohne Widerstand – während wir bestimmen, was wirklich wichtig ist. Die im ganzen Buch vorgestellten Konzepte haben alle dasselbe Ziel: die psychische Flexibilität zu erhöhen.
- Das Ringen darum, innere Empfindungen zu kontrollieren oder zu minimieren – *Erlebensvermeidung* – bietet zwar kurzfristig Erleichterung, ist auf lange Sicht aber ineffektiv und hindert uns an unserem machtvollen Leben, das wir uns wünschen.
- *Bereitschaft*, das Gegenteil von Erlebensvermeidung, bezeichnet das sich Öffnen und Zulassen innerer Empfindungen. Bereitschaft (auch »Akzeptanz« genannt) sprengt die Kontrollfalle, sodass wir uns freier auf ein machtvolleres Leben zubewegen können.
- *Achtsamkeit* – zielgerichtete, nicht wertende, gegenwartsorientierte Aufmerksamkeit – ist eine grundlegende Methode zur Vergröße-

rung des Raums zwischen innerem Empfinden und Reaktion. Innerhalb dieses Raums tritt die psychische Flexibilität ins Leben.
- *Werte* sind frei gewählte, sehr persönliche Eigenschaften des Seins und Tuns, die definieren, was machtvolles Leben für jeden von uns bedeutet. Werte charakterisieren das Ich, das Sie sein möchten.

Wir haben bereits alle Bestandteile der psychischen Flexibilität betrachtet – mit Ausnahme der Gedanken. Darum wird es sich in den kommenden beiden Kapiteln drehen. In diesem Kapitel werden wir die Wurzeln Ihrer eigenen speziellen Denkweise freilegen – Ihre persönlichen Überzeugungen über Sie selbst, andere und die Welt – indem wir uns Ihre früheren Lebenserfahrungen, Ihre Lernentwicklung und andere damit zusammenhängende Faktoren ansehen, die Sie beeinflusst haben. Diese persönlichen Überzeugungen und die sich daraus entwickelnden Verhaltensmuster bilden das Kettenhemd für Ihre Rüstung – den Schutzpanzer, den wir überstreifen und der uns zwar vor Schmerzen bewahrt, unsere Beweglichkeit aber enorm einschränkt. Wir werden aufdecken, inwieweit diese Überzeugungen gelegentlich dafür verantwortlich sind, dass Ihre Zünder ausgelöst werden. In Kapitel 7 (S. 133) werden wir dann darüber sprechen, wie wir Ihre vielgenutzten Bomben entschärfen, indem wir Ihre Rüstung ablegen.

Der erfinderische Verstand

Mittlerweile wissen Sie schon einiges über die teuflischen Kräfte, die Gedanken und Sprache auf uns ausüben. Lassen Sie uns kurz einmal zurückblicken: Stellen Sie sich so lebhaft Sie können vor, dass ich Ihnen gerade einen hellgelben saftigen Zitronenschnitz in die Hand gedrückt habe. Nehmen Sie Farbe und Textur wahr und den Saft, der an den Seiten herunterläuft. Stellen Sie sich jetzt vor, Sie würden beherzt hineinbeißen. Was stellen Sie fest? Verziehen Sie das Gesicht? Ist Ihr Speichelfluss erhöht? Und das, obwohl weit und breit keine Zitrone in Sicht ist. Alles, was Sie tun mussten, war, an eine Zitrone zu denken, und schon zeigten Sie diese körperlichen Reaktionen. Vielleicht sind Ihre Gedanken ja auch um Limonade gekreist oder darum, wie ekelhaft oder lecker Zitronen sind oder es kamen irgendwelche Erinnerungen hoch, die mit Zitronen zu tun haben.

Das macht der Verstand mit uns. Er lässt uns erinnern, lernen und Verbindungen herstellen – und zwar so stark, dass wir als seine Besitzerinnen emotionale und körperliche Reaktionen auf Dinge zeigen, die sich nur im Kopf abspielen, ohne dass in diesem Moment ein tatsächliches Erlebnis dahintersteht. Es ist genauso, wie Sie auch traurig oder ängstlich sein oder sogar zu weinen beginnen können, wenn Sie sich vorstellen, Sie würden eine geliebte Person verlieren, obwohl diese Person im Raum nebenan sitzt und alles in Ordnung zu sein scheint.

Die Angst geht mit ihrer eigenen speziellen Art fantasievollen Denkens Hand in Hand: mit der Sorge, diesem zukunftsgerichteten Was-wäre-wenn-Denken, das Sie fortwährend an all die schrecklichen Dinge ermahnt, die schieflaufen könnten. Als ich die Idee für dieses Buch hatte, drehten sich meine Gedanken sofort um lauter Was-wäre-Wenns: Was, wenn der Verlag es ablehnt? Was, wenn die Leute es vielleicht lesen, aber furchtbar finden? Das Einzige, was ich getan hatte, war, *eine Idee zu haben*, und mein Verstand schaltete ohne Umwege auf Alarmstufe Rot, um sofort alle möglichen Dinge durchzuspielen, die passieren könnten – Dinge, die mir im wirklichen Leben noch nie passiert waren – wenn ich damit fortfahren würde. Kommt Ihnen das bekannt vor? Diese spezielle Art der Gedankengymnastik ist bei Menschen einzigartig.

Von Natur aus ängstlich

Menschen sind die einzigen Lebewesen, die dazu in der Lage sind, solche Verbindungen herzustellen – sich den Worst Case auszumalen, selbst wenn er noch nie eingetreten ist.[67] Wir sind nicht die einzigen zu Ängsten fähigen Lebewesen. Ein Hund beispielsweise kann durchaus Furcht ausstehen, wenn er ein Gewitter erlebt oder alleine zurückgelassen wird. Doch diese Angst bezieht sich auf sein Erleben in genau diesem Moment. Sobald das Gewitter vorüber ist oder sein Besitzer zurückkommt, ebbt die Angst ab. Er würde niemals Was-wäre-wenn-Überlegungen anstellen und daraufhin Ängste entwickeln, die sich auf die Wahrscheinlichkeit eines Blitzeinschlags oder des Ausgesetztwordenseins beziehen und all die schlimmen Dinge, die diese Traumata begleiten.

Der Besorgteste überlebt

Wir Glücklichen, oder? Stimmt, auf gewisse Weise schon. Und das Tolle ist: Aus evolutionärer Sicht ist das absolut sinnvoll und einer der Gründe, warum wir ganz oben in der Nahrungskette gelandet sind. Nehmen wir mal an, Sie seien ein Höhlenmensch, oder besser gesagt eine Höhlenfrau. Eines Morgens ziehen Sie los, um sich Ihr Frühstück zu besorgen. Während Sie so nach etwas zu Beißen suchen, sehen Sie ein Wesen in der Ferne, doch es ist ein nebeliger Tag und Sie können nicht so genau erkennen, was es ist. Sie sagen sich: »Ohhh! Ein Strauß! O ja, bitte, köstliche Frühstückseier!«

Dann aber beginnt Ihr Alarm für Uneindeutigkeit zu läuten: »Moment noch! Nicht so schnell! Was, wenn es ein monströses Raubtier-Känguru ist?« (Ja, die gab es damals wirklich.) Wenn Sie sich für die sichere Seite entscheiden und die Möglichkeit in Betracht ziehen, dass dort ein Killer-Känguru unterwegs ist, könnten Sie in Ihrer kuscheligen Höhle einen hungrigen Vormittag verbringen. Wenn Sie sich aber für das Risiko entscheiden und annehmen wollen, es sei nichts weiter als ein harmloser Strauß, dann könnten Sie sich wiederum auf der Frühstücks-Speisekarte des Monster-Kängurus wiederfinden.

Der Evolutionstheorie zufolge hat sich die generalisierte Angst vermutlich entwickelt, um mit Situationen umgehen zu können, in denen die Eigenschaft einer Gefahr nicht eindeutig ist[68] und in denen Irrtümer, die auf einer Überschätzung der potenziellen Gefahr beruhen, weniger Kosten verursachen als auf Unterschätzung beruhende.[69] In anderen Worten: Die Stärksten, die überlebten, waren die, die am besten darin waren, Ängste zu empfinden und lieber auf Nummer sicher gingen.

Es ist dennoch offensichtlich, dass Sie möglichweise verhungern, wenn Sie sich gewohnheitsmäßig bei jeder Unsicherheit aus dem Staub machen und nie Ihre Höhle verlassen. Als sich der evolutionäre Plan weiterentwickelte, wurden die Stärksten dann diejenigen, die aktiv nach Informationen suchten, um ihre Unsicherheit so weit wie möglich zu minimieren. Diese Auffassung wird von jüngsten Forschungen unterstützt, die zeigen, wie fest wir mit der Suche nach Antworten und dem Vermeiden von Unsicherheiten verdrahtet sind.[70, 71] Lassen Sie uns das einmal anschauen.

Packen Sie's an: Natürliche Selektion (einer Lösung)

Denken Sie in den nächsten 30 bis 60 Sekunden über folgende Frage nach: »Was haben eine Glühbirne und Gras gemeinsam?« Wenn Ihnen eine Antwort einfällt, egal welche, vermerken Sie sie in Ihrem Notizbuch. Ob richtig oder falsch spielt keine Rolle, notieren Sie einfach nur, was Ihnen in den Sinn kommt.

Nun blicken Sie auf Ihre Erfahrung zurück, die Sie eben gemacht haben: Was konnten Sie in Ihren Gedanken feststellen? Ist zu irgendeinem Zeitpunkt nach der Fragestellung ein »keine Ahnung« oder »nichts« hochgepoppt? Wie lange hat Ihr Verstand es zugelassen, dass diese sich festsetzen? Wahrscheinlich nicht sehr lange. Wenn Ihr Gehirn ein Fragezeichen wahrnimmt, dann wird es von seiner evolutionären Adaptation Gebrauch machen – es wird arbeiten und arbeiten, bis es eine Antwort gefunden hat. Bei einem »keine Ahnung« oder »nichts« wird es kaum bleiben.

Unsicher? Sicher nicht!

Für Höhlenfrauen war die Uneindeutigkeit Staatsfeind Nummer eins. Es bedeutete Überleben, wenn sie Unsicherheiten aus dem Weg gingen und damit die sichere Seite wählten. In der Lage zu sein, das Unbekannte herauszufinden – also ob das Wesen im Nebel ein Strauß oder eher ein Killer-Känguru ist – bedeutete nicht nur Überleben, sondern auch einen wohlgefüllten Magen! In der Folge haben wir modernen Menschen eine ausgewachsene Aversion gegen Unsicherheit geerbt und den starken Drang, sie zu beseitigen. Und zwar so sehr, wie die Forschung zeigt, dass wir im Angesicht einer wirklichen Bedrohung (»Ich stecke im Stau und werde definitiv zu dem wichtigen Meeting zu spät kommen«) weniger Stress empfinden als einer unklaren Bedrohung gegenüber (»Bei dem Stop-and-go-Verkehr könnte ich es noch schaffen, aber das ist nicht sicher«).[72]

Natürlich kann weder jede Unsicherheit ausgeräumt werden, noch ist das für uns überhaupt notwendig. Wir leben schon lange nicht mehr mit der Gefahr, dass ein Killer-Känguru um die nächste Ecke biegen könnte. Während wir modernen Menschen also einen Unwillen gegen Unsicherheit geerbt haben, haben wir ebenso die Fähigkeit entwickelt, sie zu tolerieren. Lesen Sie beispielsweise die letzte Seite eines Buches zuerst? Können Sie mit Sicherheit sagen, dass Ihr Auto Sie unbeschadet an Ihr Ziel bringen wird? Im Laufe eines Lebens werden wir mit vielen Unsicherheiten konfrontiert und unsere Akzeptanz wächst mit jedem Mal, mit dem wir eine unsichere Situation als sicher und gutartig erleben.

Doch mit einer Sache hat die schneckenlahme Evolution weder gerechnet noch kommt sie ihr hinterher: der modernen und gepardenflinken Technologie. Im Zeitalter des Internets haben wir mit nur einem Fingertippen jederzeit Zugriff auf schnelle Antworten. Sie wollen in Bezug auf das Essen beim Italiener oder den Frisör sichergehen? Schauen Sie bei Google-Rezensionen oder Yelp nach. Suchen Sie einen neuen Fön oder eine Wanduhr? Halten Sie bei Amazon nach fünf Sternen Ausschau. Bevor es das Internet gab, mussten wir uns in Geduld üben und Chancen wahrnehmen. Wir waren von Unsicherheiten umgeben. Und wir haben gelernt. Entweder stellte sich der Fön als eine gute Wahl heraus oder, wenn er das nicht tat, war das kein Beinbruch und wir kamen damit klar.

Sobald Siri und Alexa auftauchten, um all unsere brennenden Fragen genau dann zu beantworten, als sie sich uns stellten, waren wir von sofortigen Belohnungen vereinnahmt. Und was ist das genau für eine

Belohnung? Die Befreiung von Unsicherheit – je mehr wir davon bekommen, desto mehr wollen wir davon. Restaurantbewertungen auf Yelp sind wie eine Einstiegsdroge zu Gesundheitsseiten im Internet. Warum rumsitzen und nicht wissen, weshalb Sie sich in den letzten Tagen so müde und ausgelaugt gefühlt haben, wenn Sie auch Dr. Google fragen können? Doch was passiert, wenn Sie sich schnell mal von Dr. Google einen »Kick« besorgen wollen? Sie sind kurzfristig erleichtert, weil Sie ein paar Antworten erhielten, gefolgt von der schnellen Erkenntnis, dass Sie noch viel mehr Fragen haben, gepaart mit neuen Befürchtungen, dass Sie unter einer kongestiven Herzinsuffizienz oder Leukämie leiden könnten, und gewürzt mit einer Prise Dringlichkeit, am besten einen echten Arzt aufzusuchen, und zwar umgehend. Der Teufelskreis ängstlicher Verunsicherung geht so weiter und weiter.

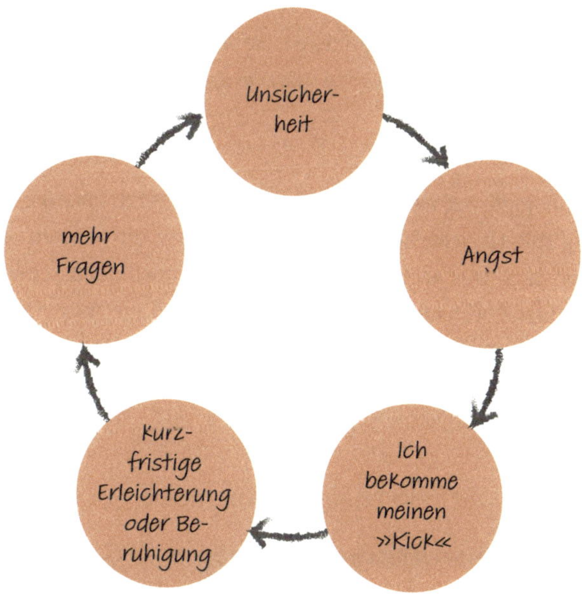

Der Teufelskreis ängstlicher Verunsicherung

Packen Sie's an: Was ist Ihr »Kick«?

Nehmen wir uns einen Moment Zeit, um den Teufelskreis ängstlicher Verunsicherung mit Ihrer persönlichen Erfahrung zu verknüpfen. Halten Sie in Ihrem Notizbuch fest, welche Rolle die Unsicherheit in Ihrem Leben spielt.

- Wo zeigt sich bei Ihnen Unsicherheit und wie gehen Sie damit um?
- Was unternehmen Sie zu Ihrer Beruhigung – was ist Ihr »Kick«?
- Inwiefern könnte die Technologie eine Rolle spielen?
- Was bringt es Ihnen (z. B. kurzfristige Erleichterung) und was ist der Preis?
- Funktioniert Ihr »Kick« wirklich oder sind Sie bald wieder auf Entzug und gierig nach dem nächsten?
- Bringt es Sie Ihren Werten näher oder entfernt es Sie davon?

Halten Sie diese Notizen griffbereit, Sie brauchen sie schon bald wieder, wenn wir Ihre Rüstung später in diesem Kapitel enthüllen.

Die Technologie hat viele Gelegenheiten ausgemerzt, über die wir den Umgang mit Unsicherheiten in unserem Leben zu meistern lernen. Doch wenn es uns an Übung fehlt, wird es zunehmend schwieriger, Unsicherheit überhaupt noch zu tolerieren. Und die Auseinandersetzung mit dieser Unsicherheitstoleranz hängt mit einem steigenden Angstlevel[73] zusammen.

Löwen, Freunde und Stinktiere, du meine Güte!

Welche Dinge bereiten Ihnen die meisten Sorgen? Haben sie etwas gemeinsam? Wenn wir Menschen ein einsames Leben führten – ohne Freunde, Partner, Familienmitglieder, Kinder, Vorgesetzte, Kollegen oder Mitbewohner – wären unsere Sorgen dann andere? Ich nehme an, dass Sie sich nicht viele Gedanken darum machen, zur Beute eines

Raubtiers zu werden, aber ich wette, Sie sorgen sich um irgendwelche Dinge, die mit dem Sozialleben zu tun haben.

Frühgeschichtliche Menschen, die jagten, sammelten und in Gruppen umherzogen, hatten denen gegenüber, die alleine blieben, viele Überlebensvorteile.[74] Wir besaßen weder die Schnelligkeit eines Löwen, noch die Zähne eines Tigers oder die Klauen eines Bären. Wir hatten aber einander. Wir entwickelten uns so, dass wir einander brauchten; zu sozialen Wesen. In einer der weltweit längsten Längsschnittstudien war der allerwichtigste Prädikator für Gesundheit und Wohlbefinden innerhalb eines Erwachsenenlebens das Vorhandensein hochwertiger Beziehungen.[75]

Und wissen Sie, wie Wissenschaftler die Effekte von Antidepressiva mit sozial lebenden Tieren erforschen, die man in dieser Hinsicht als dem Menschen ähnlich einstuft? Schließlich ist es ihnen nicht möglich, depressive Ratten anzuwerben, indem sie Aushänge in der Rattenuniversität verteilen. Sie haben nur die Möglichkeit, Ratten depressiv zu *machen*. Und das tun Sie ganz einfach, indem sie sie isolieren.[76]

Beziehungen spielen eine große Rolle! Deshalb sorgen wir uns darum, was andere denken mögen und ob wir mit ihnen gleichziehen können (und dabei sind die sozialen Medien zu einem toxischen »Schuss« geworden). Wir sorgen uns um das Wohlbefinden der Menschen, die uns wichtig sind. Sollte uns das alles egal sein, könnten wir alleine enden (oder zumindest lässt uns unser primitiver Verstand so etwas glauben), und die Evolution hat unser Gehirn mit der Überzeugung programmiert, dass alleine sein bedeutet, ausgerottet zu werden. Das ist ganz schön harter Tobak! Doch es heißt eben auch, dass Sorge und Fürsorge für die Gruppe Kennzeichen unseres Menschseins sind.

Das sind keine Krankheitssymptome, die ausgerottet gehören. Wenn dies der Fall gewesen wäre, hätte die Evolution schon vor langer Zeit entsprechend selektiert oder wir würden feststellen, dass die Level an Sorgen und sozialen Vergleichen im Laufe der Zeit sinken würden, statt, wie es jetzt ist, zu steigen.

Stellen Sie sich vor, ein Stinktier würde Sie mit folgenden Worten ansprechen: »Ich habe ein ganz furchtbares, ja grauenvolles Problem und brauche dringend deine Hilfe! Häufig, besonders, wenn ich Angst bekomme, erzeugt mein Hinterteil einen abstoßenden, faulen und peinlichen Gestank. Er ist dermaßen schlimm, dass alle sofort die Flucht ergreifen. Irgendetwas ist mit mir absolut nicht in Ordnung. Bitte hilf mir, das loszuwerden!« Was würden Sie dem Stinktier sagen? Sehr wahrscheinlich: »Äh, du bist ein Stinktier. An dir ist nichts verkehrt, alle Stinktiere haben das. Es ist sogar dein Schutz vor Verfolgern. Wenn sie dieser Gestank nicht in die Flucht schlagen würde, würden sie dich aufessen. Es ist kein Problem, das beseitigt werden muss, es ist einfach ein hilfreicher Teil von dir, der dich ausmacht.«

Alle Stinktiere haben diese Geruchsdrüse und die Drüse kann sich anpassen. Dasselbe gilt für menschliche Sorgen und soziale Vergleiche. Wir alle haben sie und sie sind dazu da, uns zu beschützen, uns in unserer Stammesgruppe ein gutes Standing zu verschaffen. Unser Sorgen sind keine Probleme, die beseitigt werden müssen. Sie sind ein Teil von uns, der uns zu uns macht. Aber genauso wie ein Stinktier lernen kann, seinen Gestank nur bei Gefahr auszustoßen, so können wir lernen, nur auf das zu reagieren, was im Moment auch notwendig ist. Wenn ein Stinktier keine Gefahr wittert, sondert es keinen Gestank ab. Wenn unsere Ängste nicht hilfreich sind, dann können wir uns entschließen, sie wahrzunehmen und weiterzumachen (mehr zu dem *Wie* in Kapitel 7, S. 133), und uns für wertebasierte Handlungen zu entscheiden, statt die Warnung zu beherzigen.

Die Höhlenfrauen, die jeder Sorge Aufmerksamkeit schenkten und nie den Schutz und Komfort ihrer Höhle verließen, wurden von der Gruppe ausgeschlossen, pflanzten sich nicht fort und verhungerten.

Rüstungen

Mit der evolutionären Programmierung, Angst zu empfinden, Unklarheiten aufzulösen und uns um unsere Beziehungen zu sorgen, kommen wir auf die Welt. Dann werden wir durch Interaktionen geformt – mit den bedeutenden Menschen in unserem Leben, durch die kulturellen Umstände, in denen wir uns befinden, und die speziellen Ereignisse, die wir erleben. Wir entwickeln Grundüberzeugungen, Glaubenssätze oder Schemata über uns, andere Menschen und die Welt und versuchen auf dieser Basis, unsere Lebenserfahrungen zu bewerten und ihnen Sinn und Bedeutung zu verleihen.[77, 78] Grundüberzeugungen können Dinge sein wie »Ich bin inkompetent«, »Man kann den Menschen nicht trauen« oder »Die Welt ist unsicher«.

Grundüberzeugungen können positiv oder negativ sein, doch zum Zweck, Ihre Rüstung zu verstehen, werden wir uns hauptsächlich auf Ihre negativen Grundüberzeugungen beziehen. Wir verwenden ebenfalls die austauschbaren Begriffe »Schema«, »Denkmuster«, »(persönliche) Überzeugung« und »Glaubenssätze«.

Denkmuster führen zu Verhaltensmustern, die zur Zeit ihrer Entstehung häufig eine adaptive oder schützende Funktion besitzen.[79] So wird sich beispielsweise ein Mädchen, das misshandelt wurde und die Überzeugung entwickelte »Menschen, die ich liebe, fügen mir Schmerzen zu« bei dem misshandelnden Elternteil rar machen und damit erfolgreich die Gefahr reduzieren, verletzt zu werden. Als Erwachsene verlassen wir uns auf dieselbe »Logik« – selbst, wenn sie im aktuellen Umfeld keinen Sinn mehr ergibt.[80] Das einstmals schützende Verhalten ist dann dabei behilflich, das Schema zu bestätigen und beizubehalten. So wird dasselbe misshandelte Mädchen, das einst als Überlebenstaktik einen Elternteil mied, sich echter Nähe zu Freunden oder Liebespartnern entziehen oder diese vermeiden, obwohl die Umstände nicht mehr dieselben sind. Das wird ihm das Gefühl von Sicherheit und Kontrolle verleihen (sodass sich dieses Verhalten noch immer als schützend darstellt), doch seine Distanziertheit in Beziehungen wird ausnahmslos zum Untergang derselben führen und damit die Überzeugung »Menschen, die ich liebe, fügen mir Schmerzen zu« bestätigen. So geht der Teufelskreis immer weiter und weiter.

Diese Grundüberzeugungen und Verhaltensmuster oder auch »Schutzverhalten« machen unsere Rüstung aus – das Schutzschild, hinter dem wir uns verbergen, um uns vor Leid zu schützen. Doch dieser Schutzschild schränkt unsere Fähigkeit ein, uns frei und vollständig zu bewegen. Wenn wir feststellen, dass unser Zünder ausgelöst wurde, sind Glaubenssätze oftmals an dessen Aktivierung beteiligt. Unser Schutzverhalten, das wir als Reaktion zeigen, ist die explodierende Bombe.

In diesem Kapitel werden wir uns Ihre Rüstung ansehen, sodass Sie zu ihrem eigenen scharfen Beobachter werden können und erkennen, auf welche Art sie womöglich Ihre Bewegungsfreiheit hemmt. Zu Beginn wollen wir uns ein Beispiel einer Frau ansehen, mit der ich in meiner Klinik für Angststörungen gearbeitet habe.

Catherines Geschichte

Catherine wuchs mit einer überkritischen Mutter auf. In deren Augen war nichts, was Catherine tat, jemals gut genug – jede ihrer Entscheidungen war falsch und jede Herausforderung, die sich ihr stellte, ihre eigene Schuld. Wenn Sie sich Zeit für ihre Fitness nahm, kritisierte ihre Mutter sie dafür, dass sie keine Zeit mit der Familie verbrachte. Wenn sie nicht trainierte, kritisierte sie ihre Mutter dafür, dass sie nicht genug auf sich achte. Sie ging sogar so weit, Catherine für den Tod ihres eigenen Vaters verantwortlich zu machen (womit diese überhaupt nichts zu tun hatte, sie hatte im Gegenteil sogar bei seiner Pflege eine wichtige Rolle gespielt).

Egal, was Catherine machte, sie konnte nicht gewinnen. Sie konnte es ihrer Mutter nie recht machen. Sie versuchte zwar, zu verstehen, was diese erwartete, sodass sie in der Lage gewesen wäre, deren Anerkennung zu gewinnen, doch die Torpfosten waren immer etwas versetzt. Dazu kam noch, dass Catherine in drei verschiedenen Ländern mit sehr unterschiedlichen Kulturen lebte, was ihre Selbstzweifel über das, was sie zu sein hatte, weiter nährte.

Catherine war ängstlich, durcheinander und hilflos. Sie sehnte sich nach der Sicherheit, genau zu wissen, was zu tun ist und wie es zu tun ist, danach, die Zustimmung zu erhalten, nach der sie so lechzte, und ein wenig das Gefühl von Kontrolle zu besitzen. So entwickelte sie zwei hauptsächliche Überzeugungen, die in ihrem Leben immer wieder auftauchten: »Wenn ich nicht das tue, was andere wollen/erwarten/brauchen, dann wird etwas Schlimmes passieren (sie werden mich schneiden, mir Vorwürfe machen, es wird ihnen etwas zustoßen, es wird mir etwas zustoßen) und die Regeln dafür, das zu tun, was andere wollen/erwarten/brauchen (und damit zu verhindern, das etwas Schlimmes passiert), sind unklar.«

Auf der Verhaltensebene war Catherine ein klassischer »People Pleaser«, jemand, der es allen recht machen möchte und sich selber für minderwertig hält. Sie war immer »nett« und entschuldigte sich in einem fort, selbst, wenn Sie gar nichts falsch gemacht hatte. Als Ehefrau und Mutter tat sie alles für jeden und hatte sich selbst dabei überhaupt nicht auf der To-do-Liste stehen. In Bereichen, die nicht in ihrer Macht standen, entwickelte sie eigene Regeln und damit korrespondierende abergläubische Vermeidungsstrategien und Zwangsrituale, mit dem Ziel, Schäden abzuwenden (nicht an einem Haus vorbeifahren, in dem jemand an einer unheilbaren Krankheit gestorben ist, nur bestimmte Kleidung tragen, bestimmte Dinge nicht wegwerfen – alles, um gute Energien zu fördern und schlechte verschwinden zu lassen).

Catherines Schutzverhalten gab ihr ein gewisses Gefühl der Sicherheit, Vorhersehbarkeit und Kontrolle und milderte ihre Angst vor Ablehnung und Unheil. Und doch war sie immer ängstlich und auf gewisse Weise nachtragend. Ihre Familienmitglieder forderten sie sehr, begehrten selber aber jedes Mal auf, wenn sie selbst etwas beisteuern sollten.

Catherines Rüstung befeuerte aber letztlich sogar ihre Kraftlosigkeit, die sie versuchte zu bekämpfen, als ihre Rituale immer mehr Raum in ihrem Leben einnahmen und schmerzhafte Erfahrungen nicht verhindern konnten. Ihre Überzeugung, dass »schlimme Dinge geschehen, wenn ich es nicht schaffe, es anderen recht zu machen«, und »die Regeln, dafür, das zu tun, was andere wollen/erwarten/brauchen (und damit auch zu verhindern, dass schlimme Dinge geschehen), sind unklar«, blieben bestehen und verstärken sich.

Lassen Sie uns jetzt anhand von Catherines Beispiel als Vorlage versuchen, Ihre eigene maßgeschneiderte Rüstung zu verstehen. Die Puzzleteilchen, die wir endgültig zusammensetzen möchten, sind folgende:

- Ihre frühen Leiderfahrungen und unerfüllten emotionalen Bedürfnisse, die die Entwicklung Ihrer Denkmuster beeinflussten.
- Ihre speziellen Überzeugungen über sich selbst, andere und die Welt.
- Die Dinge, die Sie tun oder nicht tun sollen (Schutzverhalten), wenn diese Überzeugungen aktiviert werden.
- Wie dieses Verhalten Sie sowohl schützt *als auch* hemmt, sich frei zu bewegen, und nutzlose Glaubenssätze letztlich bestärkt und aufrechterhält.

Packen Sie's an: Teil 1 – das Schwert und der Helm

Schreiben Sie in Ihrem Notizbuch über Ihre Kindheits- und Jugenderfahrungen. Beschreiben Sie, wie das Aufwachsen in Ihrer Familie war.

Wie viele Erwachsene waren für Ihre Erziehung verantwortlich? Notieren Sie die Details zu Eheschließungen, Scheidungen und Todesfällen, Voll-, Stief- und Halbgeschwistern usw.

Wie waren Ihre Eltern oder Ihre hauptsächlich Erziehungsberechtigten? Waren Sie engagiert, abwesend, liebend, kritisch, streng, unterstützend, fordernd, tolerant, überbehütend, beleidigend oder litten sie unter Abhängigkeit oder psychischen Krankheiten?

Halten Sie auch Erfahrungen fest, die Sie außerhalb Ihrer Familie gemacht haben und die wichtig sein könnten: Mobbing, kulturelle Einflüsse (Herkunft, Ethnie, Geschlecht, Sexualität), Lern- oder andere Schwierigkeiten, viele Umzüge, Verluste und andere Traumata, schützende Faktoren wie Liebespartner, unterstützende Mentoren, entferntere Verwandte, finanzielle Sicherheit, gesunde Freundschaften.

Denken Sie darüber nach, was Sie wünschten, brauchten oder nach was Sie sich innig sehnten, aber nicht bekommen haben, und notieren Sie auch das. Beschreiben Sie, welche Gefühle das bei Ihnen auslöst und setzen Sie diese unerfüllten Bedürfnisse mit Ihren frühen Erfahrungen von oben in Beziehung. Schreiben Sie über den Schmerz, der dies begleitet. Wenn Sie sich beispielsweise nach Akzeptanz und bedingungsloser Liebe Ihrer Eltern gesehnt haben, diese aber stattdessen extrem kritisch gegenüber Ihren Schulnoten, Ihrem äußeren Erscheinungsbild oder Ihren vermeintlichen »Fehlern« waren, könnten Sie sich wertlos und einsam fühlen. Diese frühen Erfahrungen sind das Schwert.

Schreiben Sie auch über andere Botschaften, die Sie während Ihres Heranwachsens vermittelt bekamen. Wenn Sie zum Beispiel ein ängstliches und überbehütendes Elternteil hatten, das sich sehr um Ihre Sicherheit gesorgt hat und Ihnen untersagte, mit Freunden in die Stadt zu gehen oder mit dem Rad zur Schule zu fahren, könnten Sie das als die Botschaft missinterpretieren: »Die Welt ist gefährlich und die Menschen, die in ihr leben, sind entweder Täter oder wehrlose Opfer.« Wenn Sie mit einem gleichgültigen, unbeteiligten Erziehungsberechtigten aufwuchsen, der nie zu Ihren Sportveranstaltungen kam, Ihnen nicht bei den Hausaufgaben half und sich nicht um Ihren Verbleib über ganze Wochenenden scherte, könnten Sie das als Botschaft missverstehen: *»Menschen müssen alleine klarkommen, die Familie ist unwichtig.«*

Denken Sie über den schleichenden Einfluss nach, den Ihre Erfahrungen, Ihre unerfüllten Bedürfnisse und die Ihnen vermittelten Botschaften auf Sie ausübten. Halten Sie insbesondere einige der Schemata oder Glaubenssätze fest, die Sie als Folge Ihrer Bemühungen, Ihren Erfahrungen und Ihrer Lebenswelt Sinn zu verleihen, entwickelt haben. Diese Überzeugungen sind Ihr Helm.

Eine oder alle der folgenden zu vervollständigenden Sätze könnten Ihnen den Anfang erleichtern:

Ich bin ______________________________

[nicht liebenswert, schwach, unsichtbar].

Ich bin nicht ______________________________

[klug, attraktiv, fähig, wichtig].

Ich sollte/müsste ______________________________

[perfekt sein, Vorsichtsmaßnahmen treffen, selbstsicher sein].

Menschen sind ______________________________

[wertend, grausam, selbstsüchtig].

Menschen sind nicht ______________________________

[verzeihend, vertrauenswürdig, unterstützend].

Die Welt ist ______________________________

[halsabschneiderisch, gefährlich, anonym].

Die Welt ist nicht ______________________________

[leicht schiffbar, sicher, unterstützend].

Wenn ich ______________________________

[mein Bestes tue, Risiken eingehe, mich auf andere verlasse], dann [wäre es noch immer nicht genug, werde ich verletzt, werden sie mich hängen lassen].

[Fehler zu machen, mich in unsichere Situationen zu begeben, um Hilfe zu bitten] ______________________________

heißt ______________________________

[ich bin unvollkommen, ich suche Ärger, ich bin schwach].

Allgemein gesehen, können Glaubenssätze es uns ermöglichen, Informationen über unser Umfeld zu organisieren und zu verarbeiten.[81] Wenn emotionale Grundbedürfnisse (Sicherheit, Liebe, Schutz) während der Kindheit nicht erfüllt werden, resultieren negative Glaubenssätze aus unseren Versuchen, diesen Erfahrungen einen Sinn zu verleihen.[82]

Als Erwachsene behalten wir diese Glaubenssätze bei, auch wenn diese nicht länger anwendbar sind. Sobald Glaubenssätze getriggert werden, reagieren wir mit Schutzverhalten – Verhalten, das in unserer Jugend halbwegs adaptiv war, doch mit der Zeit nachlässt. In der Praxis führen solche Schutzmechanismen dazu, dass die negativen Überzeugungen bestehen bleiben.

Packen Sie's an: Teil II – der Anzug und das Schild

Denken Sie noch einmal an Ihre schmerzhaften Erfahrungen in der Kindheit und Jugend zurück (das Schwert der frühen Verletzungen), die Methode, mit der Sie diesen Erfahrungen Sinn verliehen haben und Ihre Überzeugungen, die als Folge daraus resultierten (der Schemata-Helm). Führen Sie sich ein paar der Dinge vor Augen, die Sie dann taten, als sich diese Glaubenssätze entwickelten. Identifizieren Sie ein paar der Dinge, die Sie heute tun, wenn diese Überzeugungen auftauchen.

Notieren Sie Ihr damaliges und heutiges Verhalten in Ihrem Notizbuch. Das könnten Dinge sein wie Perfektionismus, es allen recht machen wollen, Vermeidungstaktiken, Substanzmissbrauch oder sich scheuen, um Hilfe zu bitten.

Schreiben Sie darüber, inwieweit diese Erfahrungen während der Kindheit anpassungsfähig waren. Wie schützen Sie sie? Diese sind Ihr Schild und Ihr Schwert. Wenn Sie zum Beispiel einen sehr kritischen Elternteil hatten, könnten Sie den Glauben entwickelt haben »Ich muss Fehler um jeden Preis vermeiden« und außerdem perfektionistische Verhaltensweisen entwickeln, die sicherlich die Kritik, die Sie in dieser Zeit zu ertragen hatten, reduzierten.

Schreiben Sie darüber, wie dasselbe Schutzverhalten heute nicht mehr so anpassungsfähig sein könnte. Zu welchem Preis? Auf welche Weise schränkt dieser Teil der Rüstung Ihre Bewegungsfreiheit ein? Vielleicht meiden Sie als Erwachsene mit denselben Beispielen neue oder herausfordernde Aufgaben bei der Arbeit, weil sie wissen, dass Sie an der perfekten Ausführung scheitern werden. Vielleicht werden Sie mit solchen Aufgaben nicht rechtzeitig fertig, weil Sie zu viel Zeit darauf verschwenden, sie bis ins kleinste Detail zu perfektionieren.

Zuletzt schreiben Sie darüber, wie dieses Verhalten sich rächt, indem es genau die früheren Verletzungen wieder hervorruft, vor denen Sie sich eigentlich schützen wollten. Schreiben Sie darüber, wie dieser Prozess das Denkmuster fortführt. Zum Beispiel wird das Meiden neuer Aufgaben oder die Unfähigkeit, Projekte zur Deadline fertigzustellen, sehr wahrscheinlich zu Kritik durch Vorgesetzte oder Kollegen führen. Und das wird Ihren Glauben bestärken, Fehler um jeden Preis verhindern zu müssen.

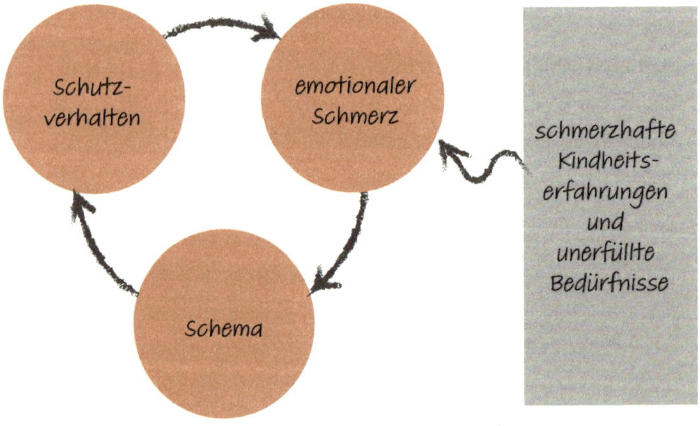

Kreislauf von emotionalem Schmerz und Schutzverhalten

Elizabeths Geschichte

Elizabeth wuchs in einer Kultur und Familie auf, in der Frauen als heimtückisch und unbarmherzig anderen Frauen gegenüber galten, während Männern zugesprochen wurde, nachsichtig und ehrlich zu sein. Sie wünschte sich ein Vertrauensverhältnis zu ihrer Mutter, doch erlebte sie, wie diese abfällig über andere Frauen redete, nachdem sie eben erst mit ihnen liebevoll und positiv umgegangen war. Ihren Vater dagegen erlebte sie nie unauthentisch im Umgang mit seinen Freunden. Elizabeths Mutter erzählte auch Dinge weiter, die Elizabeth ihr privat anvertraut hatte. Dadurch fühlte sie sich verletzt und abgekoppelt.

Elizabeth entwickelte die Überzeugung: »Wenn ich Frauen vertraue und mich ihnen verbunden fühle, dann hintergehen sie mich.« In der Folge umgab sich Elizabeth vornehmlich mit männlichen Freunden und unterhielt zu Frauen nur oberflächliche Kontakte. Dieses Verhalten verlieh ihr das Gefühl von Sicherheit und Kontrolle. Doch ihre Rüstung hinderte sie an tieferen Verbindungen zu Frauen, was den Schmerz des Alleinseins und Nichtverbundenseins aufleben ließ, den sie eigentlich zu vermeiden versuchte. Ihr gleichgültiges und oberflächliches Verhalten anderen Frauen gegenüber führte zu ihrem Ausschluss und stärkte ihre Überzeugung, dass Frauen sie hintergingen, wenn sie ihnen traute oder ihnen näherkäme.

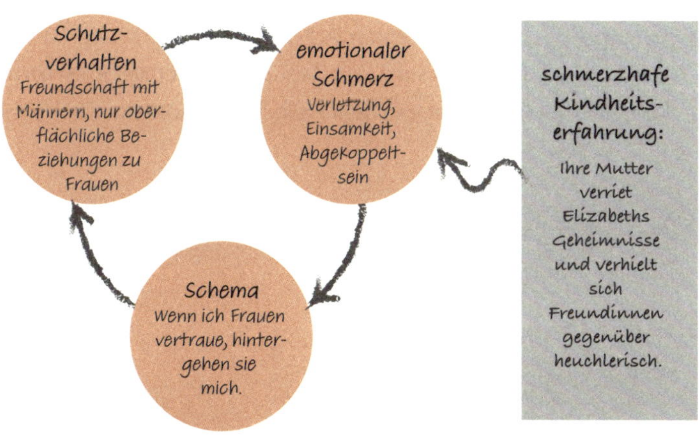

Elizabeths Kreislauf von emotionalem Schmerz und Schutzverhalten

Sarahs Geschichte

Sarah wünschte sich, dass ihre Eltern an sie glaubten und ihr vertrauten, doch diese kontrollierten all ihre Entscheidungen, takteten ihre Zeit durch und lösten alle Probleme für sie. Sarah wuchs in einer Zeit der Helikoptereltern auf, die sehr darauf fixiert sind, ihre Kinder von morgens bis abends zu verplanen und ihnen alle Hindernisse aus dem Weg zu räumen, um sie vor Leid, Frust und Fehlern zu bewahren. Sarah fühlte sich zwar geliebt und gestützt, empfand aber auch große Ängste und Selbstzweifel, was ihre Kompetenz betraf. Sie entwickelte die Überzeugung: »Wenn ich versuche, die Dinge selbst hinzubekommen, werde ich scheitern.«

Sarah war immer daran gelegen, dass andere die Entscheidungen für sie mittrafen – ob es jetzt um Restaurant- oder Kinobesuche oder Geburtstagspläne ging. Dieses Schutzverhalten erlaubte es ihr sowohl, die lähmenden Selbstzweifel zu vermeiden, die Entscheidungen bei ihr auslösten, als auch sich selbst davor zu schützen, die »falsche« Wahl zu treffen oder zu »scheitern«. Doch immer, wenn Sarah mit unverplanter Zeit konfrontiert war und niemand da war, der die Führung übernahm, war sie wie gelähmt und wusste nicht, was sie tun »sollte«.

Ihre Rüstung verursachte bei ihr noch mehr Angst und Selbstzweifel und letztlich das Gefühl des Scheiterns, wenn sie ganze Tage »verschwendete«, die sie fürs Lernen, Arbeiten oder die Erholung hätte verwenden können. Das wiederum bestärkte und erhielt ihren Glauben, sie sei unfähig, Dinge selbstständig hinzubekommen.

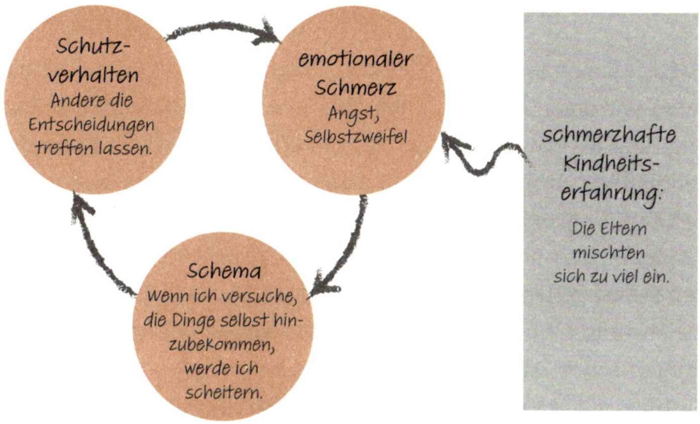

Sarahs Kreislauf von emotionalem Schmerz und Schutzverhalten

Nun fahren Sie fort, die Bleche zusammenzunageln, die Ihre Rüstung bilden. Nehmen Sie sich Ihr Notizbuch zur Hand, sobald Ihnen neue Ideen kommen (was sie tun werden!). Einen Rüstungs-Zyklus zum selber Beschriften finden Sie auch auf dem Arbeitsblatt (S. 211).

Es ist nicht Ihre Schuld

Wir suchen uns unsere Eltern, unsere Kindheit und unsere evolutionäre Entwicklung nicht aus. Wir suchen uns weder Sexismus, noch Rassismus, noch Trans- oder Homophobie aus. All unsere Überzeugungen und unser Schutzverhalten erwerben wir in bester Absicht – im gegebenen Kontext sind sie sinnvoll und funktionieren, wenn auch nur ungenügend.

Es ist nicht Ihre Schuld, wo Sie gelandet sind.

Doch es ist Ihre Verantwortung: Ihre Verantwortung, Ihre persönlichen Glaubenssätze zu erkennen und Ihre Reaktion darauf zu wählen, wenn diese aktiviert werden; Ihre Verantwortung, Ihre Rüstung abzulegen, wenn sie Ihnen nicht dienlich ist (*wie* Sie die Rüstung ablegen, ist Thema von Kapitel 7, S. 133). Darin liegt Freiheit! Sie sind nicht länger Ihrer Geschichte gegenüber verpflichtet!

Zum Mitnehmen

Ängste können uns enorm zusetzen. Doch es ist nicht unsere Schuld, wenn wir unter Ängsten leiden. Wir lernten im Laufe unserer Entwicklung, die Was-wäre-Wenns zu erwägen, Unklarheiten zu beseitigen und uns unsere Position im Stammesverbund zu sichern. Durch den Einfluss der Technologie in nahezu jedem unserer Lebensbereiche verkümmerten unsere »Unsicherheitsmuskeln«. Unsere früh erlittenen Schmerzerfahrungen lassen bestimmte Überzeugungen und Verhaltensweisen in uns reifen, die uns vor weiteren Verletzungen bewahren sollen. Aus allem zusammen schmieden wir uns eine feste Rüstung, die uns vor allen potenziellen Bedrohungen um uns herum schützen soll. Doch als Gegenwert für dieses Sicherheitsgefühl bekommen wir mehr von dem, was wir eigentlich meiden wollten und weniger von dem, was wir uns wirklich wünschten.

Diese komplexe Mischung aus allem, was uns zu uns macht, ist auch das, was unsere Zünder auslöst. Wenn wir uns wertfrei solche Schutzüberzeugungen und Schmerzen bewusst machen, öffnen wir den Raum zwischen Bombe und Zünder. Die Bereitschaft, Schmerz zu empfinden und die Rüstung durch Defusion abzulegen, sind weitere Werkzeuge (um die es in den kommenden Kapiteln geht) zur Entschärfung der Bombe. Prüfen Sie das nächste Mal, wenn Ihr Zünder gezündet wurde und die Bombe explodiert, ob Ihre Rüstung der Auslöser war, der den Knopf gedrückt hat.

Kapitel 7 – Werfen Sie Ihre Rüstung ab

Und es kam der Tag, an dem das Risiko,
in der Knospe zu verharren, schmerzlicher
wurde, als das Risiko, zu blühen.

Anaïs Nin

Haben Sie schon einmal versucht, sich Ihre eigenen Gedanken selbst auszureden? Einfach nur »positiv zu denken«? Dann haben Sie sicher festgestellt, dass unsere Glaubenssätze nicht besonders empfänglich dafür sind, gelöscht oder revidiert zu werden. Das Gehirn kann nicht einfach löschen, was es einmal gelernt hat, es kann nur neue Informationen hinzufügen.[83] Die gute Nachricht ist aber, dass Überzeugungen weder verschwinden noch revidiert werden müssen, damit die möglicherweise durch sie verursachten Probleme beseitigt werden. Also lassen Sie es lieber sein, sich selber Honig ums Maul zu schmieren (was nur dazu führt, dass Sie sich noch kaputter fühlen, wenn Sie daran scheitern, auf Ihre eigenen Tricks reinzufallen.)

Statt den Inhalt unserer Denkmuster ändern zu wollen, die unsere Rüstung bilden, können wir lernen, unser Verhältnis zu ihnen zu verändern. Wir können selbst bestimmen, wie viel Macht wir ihnen verleihen wollen. Wir können eine neue Art der Reaktion lernen – eine psychisch flexible Art –, wenn diese Überzeugungen immer wieder hochkommen.[84] So beginnen wir, unsere Rüstung abzuwerfen.

Erinnern wir uns noch einmal an die Frauen aus dem vorherigen Kapitel. Sarah kann befürchten zu scheitern und trotzdem die Verantwortung übernehmen – zugunsten der Unabhängigkeit. Elizabeth kann überzeugt sein, dass Frauen sie hintergehen und trotzdem beschließen, sie an sich heranzulassen – zugunsten sozialer Bindung. Catherine kann befürchten, dass Ihre Familie ihr zürnt und trotzdem von ihr verlangen, sich im Haushalt zu engagieren – zugunsten der Selbstachtung.

Die Verbannung verbannen

Wie viel Kraft besitzen Ihre Gedanken momentan? Handelt Ihr Verstand diktatorengleich bei der Entscheidung, was und wie Sie etwas wollen oder nicht? Sollte das der Fall sein, dann ist es höchste Zeit für einen Putsch! Doch wie können wir einen tyrannischen Machthaber entmachten? Dazu kommen wir gleich. Lassen Sie uns aber vorher noch darüber sprechen, was wir nicht tun sollten.

Es mag verlockend klingen, den Diktator in den Kerker zu werfen und den Schlüssel wegzuschmeißen. Ich nehme aber an, das haben Sie bereits versucht. Und wie erfolgreich waren Sie bei Ihrem Versuch, ängstliche, zweifelnde oder negative Gedanken, die Sie quälten, zu verbannen? Hat der Diktator endgültig die Klappe gehalten oder hat er sogar noch lauter gebrüllt, auf die Gitterstäbe gehämmert und Sie weiterhin herumkommandiert? Umfangreiche Studien zeigen, dass unsere Gedanken umso präsenter und mächtiger werden, je intensiver wir versuchen, sie zu verbannen.[85, 86] Lassen Sie uns das mal genauer anschauen.

Packen Sie's an: Denken Sie einfach nicht dran

Ich möchte, dass Sie genau jetzt so gut wie möglich versuchen, nicht an ein Gewitter zu denken.[87] Stellen Sie sich nicht den dunklen Himmel, die grauen Wolken oder die Blitze vor, hören Sie nicht den prasselnden Regen oder die krachenden Donnerschläge. Egal was Sie tun, denken Sie nicht daran. Vielleicht hilft es Ihnen, an etwas anderes zu denken. Denken Sie statt an das Gewitter an einen Regenbogen. Stellen Sie sich den schönen Farbverlauf von rot über orange, gelb, grün, hell- und dunkelblau bis zu violett vor. Verbringen Sie die nächste Minute damit, alles zu unternehmen, um nicht an das Gewitter, sondern an den Regenbogen zu denken.

Wenn die Minute um ist, notieren Sie Ihre Erfahrung in Ihrem Notizbuch. Was ist Ihnen aufgefallen? Hatten Sie Erfolg? Die meisten Menschen stellen fest, dass sie hin und wieder kurz nicht an ein

Gewitter gedacht haben, doch diese Gedanken beiseite zu schieben erfordert eine Menge intensivster Aufmerksamkeit und hält nicht lange an. Wolken und Regen beginnen meist, mit dem Regenbogen zu konkurrieren. Tatsächlich verursacht jedes Mal, wenn Sie einen schnellen Gedankencheck machen – »Schaffe ich es, nicht an das Gewitter zu denken?« –, dieser Check das, was Sie zu vermeiden versuchen: Sie denken an das Gewitter.

Alle Versuche, unsere unangenehmen Gedanken beiseitezuschieben, scheitern kläglich. Stattdessen können wir auf unsere Gedanken ebenso reagieren, wie wir es auf einen Ohrwurm täten. Ob wir das Lied nun mögen oder nicht, je mehr wir versuchen, es zum Verschwinden zu zwingen, indem wir nicht daran denken oder planen, es durch ein anderes Lied zu ersetzen, desto mehr Macht geben wir ihm und desto länger nervt es uns.

Wie verschwindet ein Ohrwurm letztendlich? Wenn wir zulassen, dass er im Hintergrund weiterläuft und alle Bemühungen aufgeben, ihn loswerden zu wollen. Das Lied kehrt vielleicht zurück oder wird von einem anderen genauso nervtötenden abgelöst, doch den Kampf aufzugeben, es zum Verstummen bringen zu wollen, verschafft ihm die Möglichkeit, sich frei zu bewegen. Auf diese Weise kann das Lied (und ebenso unsere Gedanken) wie ein Spiegelei in einer Teflonpfanne frei durch unseren Verstand gleiten. Je intensiver wir versuchen, die Gedanken wegzuschieben, desto mehr hängen sie uns an. Glauben Sie mir das nicht nur, sondern probieren Sie es auch aus. Bitten Sie Alexa oder Siri, »Baby Shark« abzuspielen, und verbringen Sie den halben Tag damit, es wieder aus Ihrem Gehirn vertreiben zu wollen. In der zweiten Tageshälfte machen Sie dann das Gegenteil (Tut mir furchtbar leid, den Titel genannt zu haben, den man nicht aussprechen sollte. Wenn es Ihnen hilft: Ich habe ihn jetzt auch im Kopf).

Loswerden durch Verbinden

Wir können hochkommende Gedanken weder gewaltsam verbannen noch können wir sie daran hindern, überhaupt aufzutauchen. Ereignisse triggern Glaubenssätze und diese Glaubenssätze bilden so etwas wie eine Linse, durch die wir unsere Erfahrungen filtern.[88] Zwar können wir uns unser inneres Erleben nicht aussuchen, doch wir können auf eine Weise darauf reagieren, die seine Autorität untergräbt und es uns erlaubt, uns in unserem Leben freier zu bewegen. Eine Möglichkeit, sich des Rüstungsschemas zu entledigen, besteht aus den folgenden drei Verbindungspunkten.[89]

1. **Sich mit der Geschichte verbinden.** Werden Sie zu einem bewussten Beobachter des Vorhandenseins eines Denkmusters.
2. **Sich mit der Vergangenheit verbinden.** Setzen Sie das, was Sie in der Gegenwart denken und fühlen mit dem, was Sie in der Vergangenheit erlebten und fühlten in Zusammenhang. Stellen Sie fest, inwiefern die getriggerte Geschichte zwar »alt« ist, Sie aber auch heute noch beeinflusst.
3. **Sich mit der Gegenwart verbinden.** Definieren Sie Ihre jetzigen Werte und überlegen Sie, welche alternative Handlung – anstelle der gewohnten Abwehr mithilfe Ihrer Rüstung – nötig ist, um sich in Richtung des von Ihnen gewünschten Lebens zu bewegen.

Weiterkommen durch Zurücktreten

Um die obigen Schritte erfolgreich zu vervollständigen, müssen wir auch noch eine Verbindung zu unserem *beobachtenden Selbst* aufnehmen. Nehmen Sie sich jetzt sofort einen Moment Zeit, um das Empfinden Ihrer Füße in Ihren Schuhen oder auf dem Fußboden oder einem Möbelstück zu registrieren. Nun nehmen Sie auch wahr, wer es ist, die es registriert. Sind Sie selbst die Empfindung Ihrer Füße? Oder sind Sie diejenige, die sich dieser Empfindung bewusst ist? Es gibt ein Ich, das diese Empfindungen hat, aber auch von diesem getrennt ist. Es ist ihr beobachtendes Selbst.[90]

Sie haben zwar Gedanken, Gefühle, Empfindungen, Erinnerungen und Bedürfnisse, doch Ihr Ich ist all das nicht. Es existiert ein stabiles, unveränderliches Ich, das zurücktreten und diese wechselnden Erfahrungen auf interessierte und unparteiische Weise beobachten kann. Ihre Gedanken und Ihre Geschichte können Sie betrachten, ohne von Ihrem Inhalt gefangen und umhergeworfen zu sein.

Sehen Sie sich um und nehmen Sie irgendetwas in die Hand, was gerade greifbar ist. Wenn nichts in der Nähe ist, können Sie auch den Ring an Ihrem Finger, den Armreif an Ihrem Handgelenk oder den Knopf an der Bluse, die Sie gerade tragen, nehmen. Halten Sie diesen Gegenstand so nah vor Ihre Augen, wie es ohne sich zu verletzen möglich ist. Nun beschreiben Sie den Gegenstand so ausführlich es geht, ohne ihn zu bewegen. Dann beschreiben Sie den Rest Ihrer Umgebung, ohne den Gegenstand wegzubewegen. Was fällt Ihnen auf? Ganz schön schwierig, oder? Was wäre, wenn Sie jetzt versuchten aufzustehen und mit dem Objekt vor Ihren Augen umherzulaufen? Genauso ist es, wenn wir von unseren Gedanken und Geschichten gefangen sind – wir können nicht dahinter sehen und unser Handlungsspielraum ist ziemlich begrenzt.

Nun nehmen Sie den Gegenstand und halten ihn auf Armlänge vor sich oder legen ihn auf Ihren Schoß. Wie verändert sich Ihre Möglichkeit, das Objekt und seine Umgebung zu beschreiben? Genau diese Verschiebung wollen wir auch mit unseren Gedanken unternehmen.

Stellen Sie sich vor, Sie würden zur Feier Ihres gedanklichen Putsches einen Festumzug veranstalten. Wie Sie so auf Ihrem Balkon sitzen, betrachten Sie die vielen vorbeifahrenden Festzugswagen: Hier der Was-wäre-wenn-Wagen, gefolgt vom »Ich bin nicht gut genug«-Wagen und ganz am Schluss der »Es werden schlimme Dinge passieren«-Wagen. Sie selbst sitzen auf keinem der Wagen, Sie regeln nicht den Verkehr und Sie geben nicht die Fahrgeschwindigkeit vor. Sie befinden sich sicher am Rand und beobachten und registrieren jeden Wagen, wenn er an Ihnen vorbeizieht.

Doch wenn Sie sich auf dem Festzugswagen befinden, dann haben Sie keine andere Wahl, als bei der Fahrt dabei zu sein, ob es jetzt in die von Ihnen gewollte Richtung geht oder nicht. Sitzen Sie jedoch auf dem Balkon, dann haben Sie sämtliche Wagen im Blick, inklusive der »Ich will abenteuerlustig sein«- und der »Kreativität spielt eine Rolle«-Wagen. Von der Beobachterwarte aus sind Sie in der Lage, Ihre Aufmerksamkeit jederzeit flexibel zu verändern und ganz bewusst zu entscheiden, das zu tun, was wichtig ist, *ob Ihre Glaubenssätze nun mit dieser Entscheidung auf einer Linie sind oder nicht.* Auf diese Weise können Sie Ihre Rüstung gegen einen Umhang aus psychischer Flexibilität eintauschen, dadurch nutzlose Abwehrhaltungen loswerden und in Richtung des Lebens fliegen, das Sie sich wünschen.

Ihre Gedanken als Festzugswagen zu betrachten, ist nur eine Möglichkeit, einen Schritt zurückzutreten und sie zu beobachten. Werden Sie kreativ! Sie können das Verschieben der Perspektiven – vom Gefangensein von Gedanken hin zum Zurücktreten und neugierigen Beobachten aus gewisser Distanz – in Ihrer eigenen Lebenswelt durchspielen.

Wenn Sie beispielsweise gerne Nachrichtenkanäle sehen oder den Finanzmarkt-News folgen, dann könnten Sie sich Ihre Gedanken wie News- oder Aktienticker vorstellen. Wenn Sie Sportfan sind, dann können Sie sich selbst als Zuschauerin vorstellen und Ihre Gedanken als verschiedene Elemente des Sportereignisses. Wenn Sie das Fliegen mögen, können Sie sich Ihre Gedanken als Himmelschrift geschrieben oder auf von Flugzeugen gezogenen Bannern vorstellen. In jedem dieser Fälle stehen Sie als Beobachterin im Hintergrund, betrachten leidenschaftslos Ihre auftauchenden Gedanken und ermöglichen es ihnen, frei zu fließen, ohne Sie mitzureißen. Probieren Sie mit verschiedenen Möglichkeiten aus, ob Sie Ihnen passen.

Seien Sie vorsichtig mit der Aussage: »Das hat nicht funktioniert.« Was bedeutet es zu »funktionieren«? Keine der Übungen in diesem Buch dient dazu, Ihre Gedanken und Gefühle zum Verschwinden zu bringen. Wir versuchen nicht, Ihre inneren Empfindungen zu ändern, wir versuchen, Ihr *Verhältnis* zu ihnen zu ändern. Das Zurücktreten und Beobachten ist dazu da, die Autorität Ihrer Gedanken zu mindern (und nicht, das Vorhandensein der Gedanken an sich) und damit wertegesteuerten Entscheidungen mehr Raum zu verschaffen.

Fusion

Gedanken sind eine seltsame Sache. Wir haben schon über Zitronen und Schultafeln und Sorgen gesprochen und dass wir Menschen diese eigenartigen Superkräfte haben, uns die schlimmsten Katastrophen auszumalen, ohne über eine direkte, persönliche Erfahrung zu verfügen. Doch tatsächlich sind Gedanken selbst nicht sehr machtvoll. Ihre Macht erhalten sie erst über die Bedeutung, die wir ihnen zuschreiben. Schauen wir uns das einmal etwas näher an.

Die Sache ist die, dass Gedanken an sich nicht problematisch sind. Erst, wenn wir mit ihrem wörtlichen Inhalt *fusionieren* – wir die Gedanken als Wahrheit ansehen, ihnen Bedeutungen zuweisen, Regeln oder Begründungen daraus ableiten und in Handlungen übergehen, selbst wenn uns diese Handlungen von unseren Werten entfernen – entstehen Probleme der Inflexibilität.[91]

Wenn Sarah mit dem Gedanken »Wenn ich die Chance ergreife, werde ich scheitern« fusioniert, wird sie inaktiv und verliert den Kontakt zu dem Ich, das sie sein möchte. Doch wenn sie sich löst, sich vom Inhalt der Gedanken trennt, verbindet sie das mit ihrem beobachtenden Selbst und die entstandene Flexibilität eröffnet ihr eine wertebasierte Option: ihre eigene Wahl zu treffen, um unabhängig zu sein.

Packen Sie's an: Die Macht liegt in der Bedeutung

Legen Sie in Ihrem Notizbuch zwei Spalten an. Über die eine Spalte schreiben Sie »Gedanke«. Über die zweite schreiben Sie »Verzweiflung 0–10«. Alternativ finden Sie hinten ein praktisches Arbeitsblatt (S. 212) mit einer Blanko-Tabelle.

- Schreiben Sie in die erste Spalte unter »Gedanke« den Satz »Der Himmel ist blau«. Dann schätzen Sie in Spalte zwei, wie verzweifelt Sie sich fühlten (mit 0 für überhaupt nicht verzweifelt bis 10 extrem verzweifelt), als Sie schrieben oder dachten »Der Himmel ist blau«.

- Schreiben Sie nun in Spalte 1 unter »Der Himmel ist blau« »Ich will, dass meine beste Freundin stirbt« und schätzen Sie dann wieder in Spalte 2 Ihren Verzweiflungsgrad.
- Schreiben Sie nun in Spalte 1 »Ma tahan, et mu parim sõber sureks« und schätzen Sie wieder Ihren Verzweiflungsgrad.
- Nun schreiben Sie in die erste Spalte »Ich hoffe sehr, dass meine beste Freundin stirbt«. Werten Sie wieder den Grad Ihrer Verzweiflung in der zweiten Spalte.
- Schließlich schreiben Sie in Spalte 1 »Chiay offehay ehrsay assday einemayh reundinfay tirbtsay« und schätzen Sie in Spalte 2 wieder Ihren Grad der Verzweiflung.

Was stellen Sie fest, wenn Sie jetzt Ihre Bewertungen anschauen und Ihre Gefühle betrachten? Waren Sie verzweifelter, als Sie an die Todeswünsche Ihre beste Freundin betreffend dachten? Vielleicht haben Sie ja eine Art Schlag in die Magengrube empfunden. Doch nur daran zu denken, macht es weder wahr noch zwingt es Sie, zu handeln.

»Ich will, dass meine beste Freundin stirbt« ist eine Abfolge von Buchstaben, Silben und Tönen, genauso wie »Der Himmel ist blau« eine Abfolge anderer Buchstaben, Silben und Töne ist. »Ma tahan, et mu parim sõber sureks« heißt »Ich will, dass meine beste Freundin stirbt« auf Estnisch und »Chiay offehay ehrsay assday einemayh reundinfay tirbtsay« bedeutet »Ich hoffe sehr, dass meine beste Freundin stirbt« in der englischen Nonsens-Geheimsprache »Pig Latin«. Wenn Sie diese Sprachen nicht kennen, wird Ihr Verzweiflungslevel vermutlich ähnlich sein wie bei »Der Himmel ist blau«. Wenn Sie das Pig Latin aber erkannt haben, könnten Sie auch amüsiert gewesen sein. Die Macht liegt in der Bedeutung, die Sie verleihen.

Spaß mit der Fusion

Wie können wir uns noch von unseren Gedanken lösen? Wir können einen Schritt zurücktreten und sie wie die Umzugswagen im Festumzug oder die aktuellen Nachrichten im Newsticker betrachten. Wir können sie in einer anderen Sprache aussprechen. Wir können sie als Lied singen.[92] Lassen Sie uns das einmal versuchen. Picken Sie sich einen Ihrer nervtötenden Gedanken heraus, der Sie belästigt (noch besser ist ein Gedanke, der zu Handlungsunfähigkeit führt). Dann suchen Sie sich ein Lied aus, zum Beispiel »Mary hat ein kleines Lamm«, aber singen Sie es (und zwar enthusiastisch, bitte!) mit Ihrem eigenen Namen statt Marys und ersetzen Sie das »kleine Lamm« durch einen Ihrer Gedanken. Ich habe eine Klientin (deren Namen ich hier geändert habe), deren Lied etwa so geht: Lolly hat 'nen dicken Po, dicken Po, dicken Po! Lolly hat 'nen dicken Po, er ist so breit wie Wichita. Wo sie war, wohin Sie ging … [Sie wissen schon], Ihr Po kam hinterher!«

Was stellen Sie fest, wenn Sie Ihr Lied singen?

Diese Übungen sind nicht dazu gedacht, Ihren Schmerz, der mit dem Gedanken einhergeht, außer Gefecht zu setzen. Sie vernetzen sich aber direkt mit der Erkenntnis, dass die Macht in der Bedeutung steckt, die wir ihm zuweisen. Dann können wir einen Schritt zurücktreten und die Gedanken als das, was sie sind, betrachten, statt von ihnen vereinnahmt zu werden, als seien sie die göttliche Wahrheit. Wir erkennen unsere Verhaltensoptionen besser und können flexibler reagieren.

Probieren Sie auch hier aus, was für Sie am besten passt: Was, wenn Sie Ihre Gedanken mit irrer Stimme aussprechen? Was, wenn Sie sie wie den Zauberer von Oz darstellen, groß, gemein, laut und autoritär? Doch dann lüften Sie den Vorhang und erkennen, was für ein mickriger Blender dahintersteckt – nur eine kleine Gruppe von Tönen und Silben, die versuchen, Ihre Hebel umzulegen und Ihre Knöpfe zu drücken, indem sie gemein, unheimlich und autoritär klingen. Oder sagen Sie Ihren Gedanken so schnell Sie können zehnmal hintereinander (dickerpodickerpodickerpodickerpodickerpodickerpodickerpodicker-podickerpodickerpo).

Am Haken des Denkens hängen

Eine andere Variante, über Fusion zu sprechen, ist die Vorstellung, wir hingen am Haken unseres Denkens. Wenn wir mit unseren Gedanken verschmelzen, dann hängen wir ganz ähnlich am Haken wie ein Fisch durch eine Fliege am Haken gefangen ist. Eine gute Fliegenfischerin weiß ganz genau, welche Art von künstlicher Fliege sie für einen speziellen Fisch in einem speziellen Fluss verwenden muss.[93] Sie wirft die Fliege in die Strömung direkt vor den Fisch, der Fisch sieht die Fliege im Vorbeischwimmen, schnappt zu unter der Annahme, es sei eine echte Fliege – und hängt am Haken.

Unsere Gedanken sind ähnlich wie diese künstlichen Fliegen, die die Fischerin mit ihrer Sachkenntnis entwirft – Ihre Fliegen-Gedanken unterscheiden sich von meinen, unsere unterscheiden sich von denen anderer – und unser Verstand versteht es, zielgenau die Gedanken zu wählen, bei denen wir anbeißen. Der Verstand wirft sie direkt in die Strömung vor uns und die Fliegen-Gedanken wirken auf uns so real, dass wir an sie glauben, zuschnappen und am Haken hängen.

Wenn wir einmal am Haken hängen, bewegen wir uns umso mehr auf eine Weise, die den Haken noch tiefer eindringen lässt, je mehr wir strampeln. Das führt dazu, dass wir weiterhin feststecken und unsere Reise stromaufwärts verhindern.

Wenn wir im Fluss des Lebens schwimmen, treiben Fliegen überall auf der Oberfläche. Doch wenn wir besser darin werden, Fliegen zu erblicken und zu erkennen, dass wir nicht nach jeder schnappen müssen, dann landen wir seltener am Haken und werden flexibler darin, in Richtung unserer Werte zu schwimmen.

Mitunter entscheiden wir uns aber für das Zuschnappen – es geht nicht darum, alle Gedanken als Hürden eines wertegesteuerten Lebens zu sehen und deshalb zu ignorieren, sondern unsere Reaktionen bewusst danach auszuwählen, ob ein Gedanke uns dabei behilflich ist, uns näher an das Leben heranzuführen, das wir uns wünschen. Wenn Sie denken: »Nächste Woche ist mein Vorstellungsgespräch, ich muss mich über das Unternehmen schlaumachen und mir ein schnittiges

Outfit zulegen«, dann ist das Hören auf den Inhalt dieses Gedankens und die Entscheidung, sich vorzubereiten eine flexible Wahl, die nahelegt, dass es Ihnen wichtig ist, sich beim Vorstellungsgespräch professionell zu präsentieren. Wenn Sie aber denken: »Nächste Woche ist mein Vorstellungsgespräch, ich bin überhaupt nicht für diesen Job qualifiziert und ich bin dazu verurteilt, das Vorstellungsgespräch in den Sand zu setzen«, könnte das Hören auf den Inhalt dieses Gedankens Sie vom professionellen Weg entgleisen lassen – über eine Vielzahl nutzloser Wege.

Packen Sie's an: Das innere Alarmsystem umrüsten

Erinnern Sie sich an die allererste Übung, die wir gemacht haben, in der Sie sich Ihr inneres Alarmsystem angehört haben, das Sie vor allem warnt, was schieflaufen könnte? Wie versprochen, kehren wir jetzt noch einmal zu dieser Übung zurück, um zu sehen, wie die Fusion mit Ihrem inneren Alarmsystem Ihr Leben beeinflusst.

Blättern Sie also noch einmal zu der ersten Übung zurück (S. 26) und sehen Sie sich an, welche Befürchtungen Sie notiert haben. Ergänzen Sie weitere Warnungen, die in den Chor eingefallen sind, inklusive der Überzeugungen, die Sie beim Konstruieren Ihrer Rüstung identifizieren konnten.

- Denken Sie auf Basis Ihres neuen Verständnisses von Fusion und Defusion darüber nach, inwieweit Sie Ihr Verhältnis zu diesen Überzeugungen näher an das Leben, das Sie sich wünschen, herangeführt oder davon entfernt hat. Was passiert, wenn Sie Bedeutungen zuweisen, Regeln befolgen oder annehmen, Warnungen oder Überzeugungen seien wahr oder falsch?
- Wenn Sie einen Schritt zurücktreten und Ihre Gedanken wie Wagen in einem Festzug betrachten, sie als Töne und Silben wahrnehmen, sich dem Unangenehmen öffnen und das Leben, das Sie leben wollen, und das Ich, das Sie sein wollen, dabei berücksichtigen, würde sich Ihre Entscheidung dann ändern oder dieselbe bleiben?

- Stellen Sie sich jetzt vor, Sie hätten ein Bündel Heliumballons in der Hand – einen für jede Sorge und jede Überzeugung, die Sie aufgeschrieben haben. Dann lösen Sie den Knoten bei einem der Ballons und inhalieren das Gas tief in Ihre Lungen. Nun lesen Sie jede Ihrer inneren Alarmsystem-Warnungen und Rüstungsüberzeugungen mit der Stimme des Helium-Girls: »dümmer als eine dumme Gans«, stärker als die Fusion, mit einer Stimme, die in der Lage ist, sich über Hochhäuser zu erheben – durch einen einzigen Atemzug!
- Denken Sie darüber nach, inwieweit das Helium-Girl die Macht hat, Ihr inneres Alarmsystem zu defundieren, Ihre Rüstung abzuwerfen und die Macht Ihrer psychischen Flexibilität zu stärken.
- Nun stellen Sie sich vor, jeden Ihrer übriggebliebenen Ballons mit einer Ihrer Alarmsystem-Warnungen und Rüstungsüberzeugungen zu beschriften. Dann lassen Sie sie Ballon für Ballon frei und betrachten Sie sie bei ihrem freien Flug in den Himmel. Notieren Sie, wie Sie als geerdete Beobachterin zurückbleiben; wie Sie zwar Gedanken haben, aber von diesen getrennt sind. Nehmen Sie wahr, wie diese durchlässige Haltung Ihre Rüstung auflösen und Sie selbstbestimmter machen könnte.
- Schreiben Sie alle Gedanken und Gefühle auf, die mit dem Beobachten der davonziehenden Ballons auftraten.

Trotz des Wissens, das Sie mittlerweile über den Preis der Erlebensvermeidung und der kognitiven Kontrolle erworben haben, könnten Sie ziemlich sicher davon träumen, dass Ihr Schmerz ins Nirwana davonzieht. Das ist nur natürlich und auch nicht Zweck dieser Übung. Wenn Sie bei der Übung aufmerksam sind, werden Sie feststellen, dass Ihre Gedanken auch dann, wenn Sie verblassen, wieder zurückkehren. Es ist Ihre Aufgabe, das Defundieren immer und immer wieder zu üben.

Eine dickere Haut wachsen lassen

Ich denke, dass Sie die ACT bald verinnerlicht haben werden, denn wenn Sie sie mehr und mehr Ihr Leben durchdringen lassen, werden Sie erkennen, was für ein selbstbestimmendes Potenzial sie hat. Was nun folgt, ist der intime Bericht einer Psychologin – meiner Freundin und Kollegin, die sich die ACT bereits zu eigen gemacht hat. Sie erzählt von ihrer Reise weg von angstbesetzter Selbstverachtung hin zu Akzeptanz und Selbstliebe mithilfe der Defusion in der ACT.

Susans Geschichte

Wie oft starrte ich konzentriert auf meine Haut und wünschte, sie würde dicker! Oder zumindest, dass ich sie einfach ablegen und ohne sie herumlaufen könnte, da sie so viel Leid absorbierte. Ein Kommilitone im Therapiestudium und Freund an der Graduate School meinte, ich müsse weniger sensibel sein. Er blickte mir tief in die Augen und wies mich an, mir »eine dickere Haut wachsen« zu lassen.

»Wie?«, fragte ich.

Er erwiderte, ich solle mich nur nicht so viel grämen und über meine ängstlichen Gefühle und Sorgen einfach hinwegsehen. Ich stimmte ihm voller Vertrauen zu. Ich dachte, ich müsse einfach dichtmachen und meine Gefühle nicht länger empfinden. Mein Problem war, dass mich auch scheinbar kleine und unbedeutende Dinge plagten. Als ich begann, an die Vorstellung zu glauben, dass eine einfache Veränderung meiner Einstellung meine Angst beseitigen würde, passierte genau das Gegenteil: Meine Sorgen wurden nur noch größer. Ich bekam Angst vor der Angst.

Warum konnte ich keinen anderen Weg finden? Weil ich völlig von meiner Selbstkritik gefangen war. Es gab keine Trennung zwischen mir und meinen Gedanken. Sich eine dickere Haut wachsen zu lassen schien mir die passende Methode zu sein, da ich nicht »Ich« sein wollte. Das »Ich«, das ich kannte, war ängstlich und meine Gedanken waren verschmolzen mit der Vorstellung, es sei schlecht, ängstlich zu sein.

Deshalb dachte ich, die Angst ausmerzen zu müssen. Ich nahm meine Gedanken als absolute Wahrheit an und diese Fusion ließ keinen Raum dafür, etwas anderes als das zu tun, was sie befahlen.

Befahl ich: »Lass dir eine dickere Haut wachsen«, durch die Perspektive meiner Selbstkritik gefiltert, dann hörte ich:

- »Überwinde dich selbst, schnell. Deine Gefühle spielen keine Rolle.«
- »Ich muss etwas außerhalb meines Körpers erreichen, um komplett zu werden und die Situation zu meistern.«
- »Etwas muss mit mir nicht stimmen.«
- »Untersuche bloß nicht, was dich plagt. Baue stattdessen eine weitere Schutzschicht auf.«

Ungefähr zur selben Zeit, zu der ich meinen Plan fasste, mir eine dickere Haut wachsen zu lassen, besuchte ich meinen ersten ACT-Kurs, in dem ich die kognitive Defusion kennenlernte. Wir sollten eine Übung machen, die sich »Nimm deinen Verstand auf einen Spaziergang mit« nannte.[94] Ich machte die Übung mit meiner Freundin, in der Übung war ich ich selbst und sie mein Verstand. Wir hakten uns unter und liefen fröhlich durch das Auditorium. Sie sagte, ich solle nach links gehen und ich ging nach links. Sie sagte, ich solle ein Stück Papier vom Boden aufheben und ich hob das Stück Papier auf. Sie sagte, ich solle rechts gehen, im Kreis, auf einem Bein stehen, wann ich anhalten sollte und wann ich gehen sollte. Ich war super in dieser Übung! Dachte ich jedenfalls …

Nach zehn Minuten des Diener-Daseins lehnte sich meine Partnerin zu mir herüber und flüsterte: »Du weißt, dass du nicht alles machen musst, was ich sage.« Ich hatte den Sinn der Übung völlig verfehlt. Es war mir noch nicht einmal in den Sinn gekommen, nicht zu tun, was die Person (d. h. meine Selbstkritik, alias mein Verstand) von mir verlangte. Sie musste mir erst sagen, dass ich ihr nicht gehorchen musste, und das machte mich sehr verlegen und brachte mich durcheinander. Warum sollte ich nicht das tun, was meine Gedanken von mir verlangten? Warum sollte ich jemals diese Strategie hinterfragen?

Je mehr ich über ACT erfuhr, desto mehr begann ich zu erkennen, wie hilfreich die kognitive Defusion ist. Zum einen nahm das eine Menge Druck von mir. Ich konnte erkennen, dass meine Gedanken von mir selbst und meinen Gefühlen getrennt sind und dass diese Gedanken von meinem Verstand geschaffen waren. Ich musste nicht länger den Wahrheitsgehalt meiner Gedanken überprüfen oder ihnen in unmöglichen Situationen folgen. Und ich begann mich zu fragen, wie man sich überhaupt eine dickere Haut zulegen könnte. Vielleicht hatte ich ja die ideale Hautdicke. Was, wenn meine Anstrengungen nichts mit dem Äußeren zu tun hatten?

Ich finde, die Sklaverei-Gegnerin und Autorin Harriet Beecher Stowe (Autorin von »Onkel Toms Hütte«) fasste es zu ihrer Zeit im neunzehnten Jahrhundert perfekt zusammen: »Sensible Menschen mögen nie das Ermüdende, das die Rechtfertigung ihrer Instinkte mit sich bringt.«[95] Tatsache war und ist es noch immer, dass ich überhaupt keine weiteren Hautschichten mehr zufügen musste. Hätte ich das getan, hätte das die Dinge noch verschlimmert, denn ich hätte in diesem Prozess meine Instinkte ausgeblendet. Ich hatte bereits die richtige Hautdicke. Es ging eigentlich darum, mein Inneres anzunehmen – mit seiner dunklen Seite und allem – doch auf eine Weise, die mich nicht in einen Sog hineinzog und mich kognitiv »entschärfte«. Ich hatte nichts anderes zu tun, als die Schichten aufzublättern und mir einen tieferen Blick in das zu gestatten, was in meinem Körper vor sich ging.

Heute praktiziere ich ACT und Achtsamkeit täglich und habe es geschafft, meine Haut und meine Ängste anzunehmen. Das hat mich dazu befähigt, bedeutende Änderungen in meinem privaten und meinem Berufsleben zu unternehmen, genauer gesagt hat es mir dabei geholfen, eine bessere Therapeutin, Freundin, Mutter, Erwachsene und Partnerin zu sein.

Wenn da etwas ist, was ich in Bezug auf meine Haut bereue, dann dass ich wünschte, ich hätte sie mit mehr mit Sonnencreme geschützt! Und was die Beurteilung »zu sensibel« angeht, so trage ich sie heute mit Stolz! Oder in den Worten, die häufig Kristen Butler[96] zugeschrieben werden: »Sensible Menschen sollten geschätzt werden. Sie sind zu tiefer Liebe und tiefen Gedanken über das Leben imstande. Sie sind loyal, ehrlich und echt. Die kleinsten Dinge bedeuten ihnen manchmal am meisten. Sie müssen sich nicht ändern oder härter werden. Ihre Klarheit macht sie zu dem, was sie sind.«

Zum Mitnehmen

Gedanken geschehen. Weder suchen wir sie uns aus noch können wir sie kontrollieren, wenn sie erscheinen. Zuweilen kommt es uns so vor, als seien wir Marionetten. Unsere Geschichte aus Sorgen, Überzeugungen, inneren Alarmsystemen und Rüstungen ist wie eine übermächtige Puppenspielerin. Diese Gedanken-Puppenspielerin kontrolliert all unsere Bewegungen – unsere Arme, unsere Beine und selbst unserer Münder. Verlangt unsere abenteuerlustige Seite »Spring!« und unser Verstand fragt: »Wie hoch? Nicht hoch. Überhaupt nicht hoch. Wir könnten stürzen und uns verletzen. Am besten wäre es, gar nicht zu springen«, dann hält unsere Gedanken-Puppenspielerin unsere Füße fest auf dem Boden, sogar dann, wenn das Abenteuer etwas ist, was wir wertschätzen.

Um unsere Beweglichkeit zurückzuerlangen, müssen wir die Fäden kappen. Die Gedanken-Puppenspielerin kann dann zwar noch immer über uns schweben und mit dem hölzernen Spielkreuz wackeln, doch ohne die verbindenden Fäden haben wir ganz allein die Macht über unsere Bewegungen. Die Puppenspielerin kann das Spielkreuz stillhalten und wir können uns trotzdem entscheiden zu springen.

Problematische Gedanken und ungewünschter emotionaler Schmerz sind es, die unsere Zünder auslösen können. Wenn wir mit dem Inhalt von Gedanken fusioniert sind und auf emotionalen Schmerz mit Erlebensvermeidung reagieren, dann lösen wir die Bombe aus, indem wir den inneren Empfindungen erlauben, die Wahl auf nicht wertebasierte Weise zu treffen. Die achtsame Wahrnehmung innerer Empfindungen erweitert den Raum zwischen Zünder und Bombe, Bereitschaft und Defusion neutralisieren sie.

Kapitel 8 – Finden Sie Kraft in einem neuen Selbst

Wir müssen einen besseren Job darin machen, uns selbst weiter oben auf unsere To-do-Liste zu setzen.

Michelle Obama

»Erzählen Sie mir von sich.« Diese Aufforderung haben wir alle schon bei Dates, bei Vorstellungsgesprächen oder beim Therapeuten gehört. Denken Sie einen Moment darüber nach, was Sie antworten würden, wenn ich Sie fragte, wer Sie sind und wie Sie sind.

Unsere Wahrnehmung unseres Selbst oder unserer Identität äußern wir oft in Form einer Geschichte, die wir rund um unsere Gedanken, Gefühle und Rollen konstruieren – Dinge wie: Ich bin eine Ehefrau, ich bin eine Mutter, ich bin Profi, ich bin Studentin, ich bin ängstlich, ich bin nett, ich kann nicht loslassen, ich bin freundlich, ich bin liberal, ich bin konservativ, ich bin jüdisch, ich bin Atheistin, ich bin ein Hundemensch, ich bin ein Katzenmensch, ich bin gerne draußen usw.

Für unsere Geschichte beziehen wir vielleicht Elemente mit ein, die positiv sind (ich bin nett), negativ (ich kann nicht loslassen) oder neutral (ich bin gerne draußen). Ungeachtet unserer wahrgenommenen Wertigkeit riskieren wir psychische Inflexibilität, wenn wir mit unserer Erzählung fusionieren (»So bin ich nun mal«) und erlauben ihr, unsere Handlungen in Abwesenheit leitender Werte zu diktieren.

Packen Sie's an: Wer bin ich? Teil I

Nehmen Sie sich Ihr Notizbuch und antworten Sie auf die Aufforderung: »Erzählen Sie mir von sich.« Schreiben Sie Ihre Antwort auf.

Als Nächstes vervollständigen Sie diese Aussagen, indem Sie alle Begriffe verwenden, die Ihnen in den Sinn kommen:

- Ich bin ______________________________
- Ich bin eine ______________________________

Nun vervollständigen Sie die folgenden Aussagen, indem Sie die oben gemachten Antworten verwenden:

- ______________________________ zu sein bedeutet, ich ______________________________.
- ______________________________ zu sein bedeutet, ______________________________.

Ihre Notizen könnten in etwa so aussehen:

- Ich bin *ängstlich*. Ängstlich zu sein bedeutet, ich bin unfähig, das Leben wie andere Menschen zu genießen.
- Ich bin *übergewichtig*. Übergewichtig zu sein bedeutet, niemand will jemals ein Date mit mir haben.
- Ich bin eine *Mutter*. Eine Mutter zu sein bedeutet, ich sollte meine Kinder immer an erste Stelle stellen, egal wobei.
- Ich bin eine *Polizistin*. Eine Polizistin zu sein bedeutet, ich darf keine Schwäche zeigen.

Denken Sie über Ihre Einträge nach und was sie Ihnen über Ihr Selbstempfinden sagen.

Selbst-süchtig

In der ACT werden die Glaubenssätze, die wir über uns selbst, unsere Rollen und unsere Identität konstruieren, als *konzeptualisiertes Selbst*[97] bezeichnet. Gelingt es uns nicht, uns von unserer Geschichte/unseren Glaubenssätzen zu trennen, entsteht das konzeptualisierte Selbst, das auch das Selbst als Inhalt genannt wird. Im Wesentlichen bedeutet das, dass wir selbst unsere Gedanken, unsere Gefühle und unsere Rollen sind. Das wird dann problematisch (psychisch inflexibel), wenn die Geschichte, mehr als unsere Werte, unsere Entscheidungen bestimmt.

Lassen Sie uns noch einmal als Beispiel Catherine aus Kapitel 6 betrachten. Ihre Geschichte würde Aussagen beinhalten wie: »Ich bin eine Ehefrau und Mutter. Ehefrau und Vollzeitmutter zu sein heißt, für meine Familie und den Haushalt verantwortlich zu sein. Ich bin ängstlich und gestresst. Ängstlich und gestresst zu sein heißt, eher unter körperlichen Gesundheitsproblemen zu leiden. Ich bin nett und hilfsbereit. Nett und hilfsbereit zu sein heißt, dass ich nicht schlecht von anderen denken und mich selbst zurückstellen soll, um Glück und Wohlbefinden anderer zu gewährleisten. Wenn ich das tue, dann ist die Wahrscheinlichkeit geringer, dass meine Familie und ich unter der schlechten Energie leiden, die mit Unfreundlichkeit einhergehen kann. Das würde uns wiederum vor gesundheitlichen Problemen schützen.«

Auf den ersten Blick mag diese Geschichte plausibel wirken. Dennoch führt die Fusion mit diesen Selbstaussagen zu Lebensentscheidungen, die von diesen Aussagen bestimmt werden, ob diese nun mit den Werten übereinstimmen oder nicht.

Catherine fürchtete durch Stress verursachte gesundheitliche Probleme so sehr, dass sie ihren Job aufgab, den sie liebte und in dem sie gut war. Stattdessen übernahm sie als Vollzeitmutter hundert Prozent Verantwortung für die Familie, was ihr Stresslevel allerdings steigerte. Sie erkannte, dass dieses hohe Stresslevel dazu führte, sich noch mehr Sorgen um gesundheitliche Probleme zu machen, und versuchte, den

Stress dadurch zu reduzieren, dass sie spazieren ging und Einladungen zu Unternehmungen mit anderen absagte.

Dadurch kam es zum Paradoxon des Unwillens (sie fürchtete den Stress und hatte dadurch Stress) und dazu, dass sie die Zeit mit Freunden, die ihr eigentlich wichtig gewesen waren, opferte. Nachdem es ihr nicht gelang, ihren Stress auf diese Weise in den Griff zu bekommen, begann sie, übertrieben nett und höflich und zu ihrer Familie extrem entgegenkommend zu werden – in der Hoffnung, dadurch vor schlechten Energien und Stress geschützt zu sein. Das hieß, dass sie selten Grenzen setzte, kaum für sich selbst einstand oder um Hilfe bat, was bei ihr noch mehr Stress und Angst erzeugte und dann wiederum darin gipfelte, dass sie ihre Werte wie Autonomie, Selbstfürsorge und Selbstrespekt opferte.

Dazu kam, dass ihre Kinder, als sie sich zu jungen Erwachsenen entwickelten, aufgrund ihrer extremen Fürsorge Probleme damit hatten, selbstständig zu handeln, was ihr nur noch mehr Sorgen bereitete. Diese übertriebene Fürsorge war auch überhaupt nicht mit ihren Werten als Mutter vereinbar – liebevoll, aber bei Bedarf entschieden zu erziehen.

Catherines Unfähigkeit, ihr Selbst von ihrer Geschichte zu trennen (Selbst als Inhalt: Ich bin meine Gedanken, Gefühle und Rollen) schufen einen Teufelskreis aus Erlebensvermeidung und psychischer Inflexibilität. Ihre Werte fanden sich in keiner der von ihr gewählten Handlungen wieder.

Packen Sie's an: Wer bin ich? Teil II

Kehren Sie zu Ihrer persönlichen Geschichte zurück. Schreiben Sie Ihre Antworten auf folgende Fragen auf:

- Auf welche Weise hat die Fusion mit Ihrem konzeptualisierten Selbst in Ihrem Leben psychische Inflexibilität erzeugt?
- Inwieweit hat die Überidentifizierung mit Ihren Selbstaussagen (»So bin ich halt«) zu Erlebensvermeidung, nicht wertebasierten Entscheidungen oder anderen Formen des Feststeckens geführt?
- Wo sehen Sie Situationen entstehen, bei denen Sie nicht gewinnen können? Mit anderen Worten: Gibt es innerhalb Ihrer Geschichte Darstellungen, die sich in die Quere kommen und es Ihnen unmöglich machen, die Person zu sein, die Sie Ihrer Geschichte nach sind oder zu »sein haben«? Was passiert zum Beispiel, wenn Sie mit der Entscheidung konfrontiert werden, ob Sie bei den Kindern zu Hause bleiben oder arbeiten gehen und mit den beiden Überzeugungen fusioniert sind: »Ich bin Mutter. Eine gute Mutter zu sein heißt, ich muss meine Kinder immer an erste Stelle stellen« und »Ich bin ein Profi. Ein erfolgreicher Profi zu sein bedeutet, ich muss mich hervortun, ein Teamplayer sein und über mich hinauswachsen, um mich zu beweisen.« Nehmen Sie dann die Einladung als Hauptrednerin an, wenn die Veranstaltung zur gleichen Zeit wie die Schulaufführung Ihres Kindes stattfindet? Beobachten Sie, was mit Ihrer Entscheidung passiert, etwas zu tun oder nicht zu tun, wenn Sie auf Ihre »Ich bin« vertrauen.

Perspektiven gewinnen

Doch es gibt keinen Anlass, die Geschichte umzuschreiben oder ein neues, verbessertes Selbst zu kreieren – eine zu starke Verbundenheit mit *jedweder* Geschichte würde wahrscheinlich zu psychischer Inflexibilität führen. Es ist vielmehr nötig, alternativ zur Fusion mit dem konzeptualisierten Selbst – dem Selbst als Inhalt – aus der Geschichte herauszutreten und eine *flexiblere Perspektive* einzunehmen.[98]

Vielleicht erinnern Sie sich an das beobachtende Selbst aus Kapitel 7. Das beobachtende Selbst ist eine flexible Selbst-als-Kontext-Perspektive und damit das Gegenteil der Fusion mit dem konzeptualisierten Selbst. Aus dieser Sicht haben Sie zwar eine Geschichte, Sie sind aber nicht die Geschichte. Sie existieren getrennt von dieser Geschichte – Sie sind ihr Behälter. Sie (alias Ihr Selbst) sind der *Kontext*, in dem der *Inhalt* erscheint. Sich in diese Perspektive zu begeben, schafft die nötige Flexibilität, um das Leben so nehmen, wie es sich bietet und solche Handlungen zu wählen, die auf Werten statt auf der Geschichte über das Selbst basieren.

Sie können sich Ihr beobachtendes Selbst wie ein Sonnensystem vorstellen und die Gedanken, Gefühle und Rollen, die Ihre eigene Geschichte ausmachen, als Planeten: Die Planeten umkreisen die Sonne, mal näher, mal weiter entfernt, und das Sonnensystem beinhaltet all das plus Asteroiden, Kometen, Monden und mehr. Das Sonnensystem bleibt von all den beweglichen Teilen unbeeinflusst und unversehrt. Es besteht wohlbehalten im Hintergrund, im Inneren stabil und ist Behälter für all diese unterschiedlichen Elemente.

Zuweilen werden Sie etwas kurzsichtig und nehmen nur noch die Erde wahr oder Sie fühlen sich, als drehten Sie sich um eine Achse oder schwebten irgendwo im Orbit. Doch je mehr Sie in der Lage sind, zurückzutreten und Ihr Selbst eine Perspektive einnehmen zu lassen, die mehr dem Sonnensystem als den Planeten entspricht, umso ungehinderter können Sie Akzeptanz praktizieren und wertebasierte Entscheidungen treffen.

Das konzeptualisierte Selbst besteht aus sich stets verändernden Gedanken, Gefühlen, Empfindungen und Rollen, während das beobachtende Selbst ein stabiles und unveränderliches Ich ist, das über diese Erfahrungen hinausgeht. Nehmen Sie sich kurz Zeit, an einige der folgenden Ereignisse zurückzudenken, versuchen Sie, sich diese detailliert ins Gedächtnis zu rufen, und sehen Sie sie vor Ihrem inneren Auge, das Sie zum jeweiligen Zeitpunkt innehatten: Der Amoklauf an der Columbine High School, der Anschlag auf das World Trade Center, die Wahl von Präsident Trump. Jetzt rufen Sie sich eine Kindheitserinnerung ins Gedächtnis. Nun Ihren letzten Geburtstag. Jetzt machen Sie sich bewusst, was Sie gerade tun, während Sie dieses Buch lesen. Versuchen Sie wahrzunehmen, dass durch alle Zeiten und Erfahrungen hinweg und trotz aller Veränderungen in Ihrem Körper, Ihres Wissens, Ihrer Gedanken, Ihrer Gefühle und Rollen dort ein stabiles Ich ist, das vor Ihrem inneren Auge existiert und die Welt sieht und erlebt – ein Ich, das diese Gedanken und Geschichten zwar beinhaltet, aber doch von ihnen getrennt ist – das Ich, das schon Ihr ganzes Leben über existiert.[99]

Diese Beobachterperspektive schafft einen Raum, von dem aus Sie gefahrlos mit unangenehmen oder unerwünschten inneren Erfahrungen in Kontakt treten können. Die Beobachterperspektive einzunehmen dient nicht dazu, Unbehagen zu beseitigen, sondern eher dazu, das transzendente unveränderliche Ich nicht durch den Inhalt Ihrer Gedanken und Gefühle zu bedrohen, denn seine einzige Aufgabe besteht darin, die Dinge in jedem Moment so zu betrachten, wie sie sind. Aus dieser Perspektive kann Bereitschaft entstehen und damit der Raum für wertebasierte Entscheidungen. Das Selbst als Kontext ist ein weiteres Werkzeug zur Entschärfung der Bombe.

Packen Sie's an: Das Selbst als Anthropologin

Stellen Sie sich vor, Sie seien eine Anthropologin, doch statt die Kulthandlungen der australischen Aborigines zu untersuchen, würden Sie die Vorkommnisse in Ihnen selbst beobachten – Ihre Gedanken, Gefühle, körperlichen Empfindungen, Erinnerungen und Rollen.[100] Um effektiv zu sein, müssen Sie Beobachtungsmethoden wählen, die es Ihnen ermöglichen, nützliche Informationen zu gewinnen, ohne störend einzugreifen oder den Untersuchungsgegenstand zu beeinflussen. Sie verwenden eine ethisch oder wissenschaftlich orientierte Untersuchungsmethode, mit der Sie als Außenstehende unparteiisch beobachten können. Als Anthropologin werden Sie nicht eins mit dem Untersuchungsgegenstand, Sie müssen sogar eher als externe Beobachterin fungieren.

Nehmen Sie Ihr Notizbuch zu Hilfe, um Feldnotizen über die inneren Handlungen zu machen, die Sie beobachten. Halten Sie beim Denken, Beobachten und Notieren auch fest, wer da denkt, beobachtet und notiert.

Ihre Eintragungen könnten etwa so aussehen: »Die Aussage ›Ich bin gerade zu ängstlich für soziale Interaktionen‹ tauchte zuerst in der Verstandessiedlung auf, dann kamen Kehlkopfenge und Schmetterlinge im Bauch dazu und zusammen mit diesen das Grauen und der Vermeidungsdrang. Ich beobachte sie in ihrer Interaktion miteinander und nehme wahr, dass jede von ihnen in der Intensität schwankt.«

Lesen Sie sich Ihre Einträge noch einmal durch und dann denken Sie über den Unterschied nach zwischen der Fusion mit »Ich bin gerade zu ängstlich für soziale Interaktionen« und dem Defundieren der Anthropologin: »Die Aussage ›Ich bin gerade zu ängstlich für soziale Interaktionen‹ ist gerade in meiner Verstandessiedlung aufgetaucht, ich beobachte ihre Anwesenheit.«

Mit Selbstkritik umgehen

Wir haben bereits über verschiedene Denkweisen gesprochen, die uns dann vom Weg unseres machtvollen Lebens ablenken, wenn wir mit deren Inhalt fusioniert sind: Es sind das innere Alarmsystem (Sorgen), die Rüstungsgedanken (Glaubenssätze, die sich bilden, um frühen Erfahrungen Sinn zu verleihen) und das konzeptualisierte Selbst (»Ich bin meine Geschichte«). Den Lückenschluss in der Gedankenkette macht das Denken, das durch die Innere Kritikerin dominiert wird.

Die universelle Innere Kritikerin

Ich habe gelegentlich Klientinnen in meiner Angst-Klinik, die an einem ausgesprochen hohen Maß an Selbstkritik leiden. Ihr Anspruch an sich selbst ist derartig hoch, dass die Stimme ihrer Inneren Kritikerin sie ohne Unterlass an ihre Unfähigkeit erinnert. Dies ist ein sehr schmerzhafter Bereich, der von Unsicherheit und dem Druck besetzt ist, besser sein und es besser machen zu müssen. Kommt Ihnen das bekannt vor?

Wahrscheinlich machen fast alle Menschen diese Erfahrung mit inneren Kritikerinnen und Kritikern. Wenn Sie das lesen und keine Ahnung haben, wovon ich rede (»Ich habe niemals negative Gedanken über mich selbst oder meinen eigenen Wert. Ich bin immer zufrieden und fühle mich absolut genügend. Ich weiß wirklich nicht, wovon sie spricht.«), dann lassen Sie mich das bitte wissen! Bis heute habe ich keine einzige Klientin, Studentin, Supervisandin oder Workshop-Teilnehmerin gehabt, die bei der Frage, wer keine Innere Kritikerin kenne, die Hand gehoben hätte.

Diese Allgemeingültigkeit scheint von großer Bedeutung zu sein. Wenn es wirklich so ist, dass sich fast jeder Mensch mit irgendeiner Form von »Ich bin nicht gut genug« auseinanderzusetzen hat, wie kann das dann pathologisch sein? Können Sie sich an das Stinktier (S. 120) und all den Evolutionskram drumherum aus Kapitel 6 erinnern? Nach allem, was wir wissen, würde es einfach keinen Sinn ergeben, dass dieses weltumspannende menschliche Erleben nur ein Zufall ist.

Denken Sie mal an Ihre eigene Innere Kritikerin. Was sagt sie Ihnen? Wäre es möglich, dass sie, auch wenn Sie ihre Gemeinheiten verabscheuen, nicht rein zufällig da ist? Dass sie einen Zweck hat? Dass sie Sie auf irgendeine Weise versucht, zu beschützen oder sogar zu motivieren? Meine (ich nennen sie Sheila) bläut mir gerne ein, ich sei durchschnittlich und gewöhnlich. Ich sei zwar »gut« oder »okay«, aber eben nichts Besonderes. Sie vergleicht mich mit anderen Menschen und weist mich darauf hin, wie viel besser und cleverer sie sind. Ihre Lieblingsstichelei besteht darin, mich als Betrügerin und Hochstaplerin zu bezeichnen – dass ich es eigentlich nicht verdiene, ein Business im Bücherschreiben oder im Weitergeben meines sogenannten »Wissens« zu betreiben (da, sehen Sie, das war Sheila, die »sogenannt« geschrieben hat und »Wissen« in Anführungszeichen – sie kann so eine Idiotin sein!).

Es ist schon schwer, dieses Leid, diese Unzulänglichkeit und diese Selbstzweifel in Anwesenheit Sheilas zu ertragen. Aber mir ist auch bewusst, wie sie versucht, mich auf Trab zu halten. Sie versucht, mich zu motivieren, um mich vor Selbstzufriedenheit zu schützen und um mein besseres Selbst anzustreben. Sie versucht, mich davor zu bewahren, etwas zu veröffentlichen und daraufhin abgelehnt oder gedemütigt zu werden (wir sind soziale Wesen, die nach wie vor darauf angewiesen sind, sich mit ihrem Stamm gutzustellen).

Was wichtig ist: Sie weiß, was für mich zählt. Meine Kochkünste kritisiert sie nur selten (obwohl sie damit recht hätte), denn auf meiner Löffelliste steht nicht das Ziel, eine Spitzenköchin zu werden. Sie könnte sich kaum weniger um meine Fahrkünste oder meine Finanzen scheren. Sie hebt ihre Meinung für meine Familie, meine kreative Leistung und meinen Beruf auf. Warum? *Weil sie sichergehen will, dass ich die wirklich wichtigen Dinge nicht schleifen lasse.*

Packen Sie's an: Geben Sie der Kritikerin einen Namen

Bevor wir weitermachen, ist es an der Zeit, Ihrer Inneren Kritikerin einen Namen zu geben. Lassen Sie sie uns ein wenig besser kennenlernen, jetzt, wo Sie damit beginnen, mit diesem Teil von Ihnen selbst völlig anders umzugehen.

Wie würden Sie Ihre innere Kritikerin am liebsten nennen? Ihr einen Namen zu verleihen ist eine Form der Defusion, die zwischen Ihnen und den Beleidigungen, die sie Ihnen entgegenschleudert, eine gewisse Distanz schaffen wird. Wie meine kann auch Ihre Kritikerin einen menschlichen Namen haben. Sie können sie aber auch »Der großmäulige Teenie«, »Megafon« oder »Die korrupte Richterin« nennen. Seien Sie kreativ und haben Sie Spaß dabei! Schreiben Sie den Namen in Ihr Notizbuch. Wir werden ihren Anklagen später in diesem Kapitel noch lauschen (und auf eine neue Weise darauf reagieren).

Unsere innere Kritikerin *versucht*, hilfreich zu sein; der Unterschied liegt darin, *wie* wir auf sie reagieren. Denn es zeigt sich, dass wir umso weniger in der Lage sind, auf neuen Pfaden voranzuschreiten, je unbarmherziger wir uns uns selbst gegenüber verhalten.[101] Wissen Sie noch, was das letzte Mal geschah, als Ihre Innere Kritikerin Sie für Ihre Faulheit beschimpfte und von Ihnen verlangte, mehr zu trainieren? Wie effektiv war sie, als sie Sie für Ihre Aufschieberitis zusammenstauchte und Ihnen vorschrieb, härter, besser, schneller zu arbeiten?

Womöglich haben Sie ihr eine Zeit lang zugehört, dann aber aufbegehrt. Oder sie schaffte es, dass Sie sich schließlich so mies fühlten, dass Sie einfach aufgaben und stecken blieben. Die Innere Kritikerin wird normalerweise von Traurigkeit, Scham, Verachtung und Abscheu begleitet.[102] Treffen diese inneren Empfindungen mit Fusion und Erlebensvermeidung zusammen, rückt das selbstbestimmte Leben in unerreichbare Ferne. *Die Innere Kritikerin bewirkt kaum je eine wertebasierte Veränderung, wenn wir mit ihrem Urteil fusioniert sind.*

Die Lösung besteht nicht etwa darin, die innere Kritikerin zum Schweigen zu bringen (nicht, dass wir das etwa könnten – sie ist gekommen, um zu bleiben, so wie der stinkende Hintern des Stinktiers) oder sie davon zu überzeugen, dass sie falsch liegt (ich wette, Sie haben es schon mit Selbstoptimierungsformeln à la Stuart Smalley, dem naiven Selbstoptimierer und Selbsthilfefanatiker aus der Comedy-Show »Saturday Night Live« versucht – und schauen Sie, wo Sie nichtsdestotrotz noch immer stehen), sondern eine aktivere Rolle in der Wahl unserer Reaktion zu übernehmen, wenn sie mal wieder unverschämt wird.

Selbstmitgefühl

Zu erlernen, Selbstmitgefühl zu praktizieren, ist eine äußerst wirkungsvolle Form der Akzeptanz und Defusion, die einen alternativen Umgang mit der Inneren Kritikerin ermöglicht. Gleichzeitig ebnet es den Weg zu mehr psychischer Flexibilität.

Selbstmitgefühl schließt drei miteinander verbundene Komponenten ein[103]:

1. **Achtsamkeit dem Leiden gegenüber** – wertfreie, gegenwartsbezogene Aufmerksamkeit Gedanken, Gefühlen, Empfindungen und Bedürfnissen gegenüber, die persönliches Leid verursachen.
2. **Gemeinsames Menschsein** – das Leiden als universell geteilte Erfahrung aller menschlichen Wesen ansehen (wie das Stinktier und sein Popo!)
3. **Freundlichkeit sich selbst gegenüber** – sich selbst mit Wärme und Verständnis nähren.

In der Praxis heißt das, dass Sie die Worte Ihrer Inneren Kritikerin registrieren, sobald diese beim Lesen erscheint, und sich Ihrer damit einhergehenden körperlichen und psychischen Empfindung bewusst werden. Denken Sie an all die anderen Frauen, die unter Ängsten leiden, manche von ihnen lesen vielleicht sogar auch dieses Buch, und machen Sie sich klar, dass wir hier sind, weil wir alle leiden. Unsere speziellen Erscheinungsformen der Angst mögen unterschiedlich sein, aber in dieser Sache sind wir eins.

Dann atmen Sie und schaffen Sie Raum für alles. Danken Sie Ihrer Inneren Kritikerin namentlich für ihren Versuch, Sie zu schützen, zu motivieren oder an das zu erinnern, was Ihnen wichtig ist. Dann beschwören Sie den liebenswürdigsten Teil von sich selbst herauf mit Worten wie: »Gutes Mädchen – weiter so – das Leben ist hart! Wie mutig von dir, dich deinen Ängsten zugunsten eines kühneren und selbstbestimmteren Lebens zu stellen.« Auch diesem Teil von sich können Sie einen Namen verleihen (meine Anti-Sheila heißt Imaginäre Oprah. Um Sie herbeizurufen, denke ich »WWOS«: Was würde Oprah sagen? An manchen Tagen ist es: »Du bekommst Mitgefühl! Du bekommst Mitgefühl! Jeder bekommt Mitgefühl!«).

Sie sollen nicht etwa Ihre Gedanken manipulieren, indem Sie sich selbst von Ihrer Großartigkeit überzeugen. Sie sollen auch nicht Ihre Angstempfindung kleinreden oder versuchen, sie zu entkräften. Und Sie sollen nicht versuchen, Entschuldigungen zu finden, sich in Selbstmitleid zu ergehen, selbstsüchtig zu sein oder die Verantwortung von sich zu weisen (Selbstmitgefühl wird manchmal auf diese Weise missverstanden[104]).

Sie beobachten nur Ihre inneren Empfindungen, akzeptieren sie als normalen (wenn auch unangenehmen) Teil des Menschseins und betrachten diese Erfahrungen aus einer Position wahrer Güte heraus. Wozu? Weil wissenschaftliche Studien zeigen, dass Selbstmitgefühl zu mehr Resilienz[105], Optimismus[106], dem Gefühl besserer sozialer Vernetzung[107], persönlicher Initiative, positiven Emotionen[108] und mehr Wohlbefinden und Lebenszufriedenheit[109] führt. Selbstmitgefühl mindert sogar das Bedürfnis zu sozialen Vergleichen und Grübeleien.[110]

Selbstmitgefühl kann darüber hinaus ein Rettungsanker bei geringem Selbstwertgefühl sein.[111] Ein starkes Selbstwertgefühl ist in der Lage, ein zeitweises Glücksempfinden hervorzurufen[112], doch um so ein Selbstwertgefühl zu entwickeln, muss unsere Innere Kritikerin grundsätzlich verstummen. Und machen wir uns nichts vor – da sprechen wir über Mission Impossible!

Und Selbstwertgefühl hält nicht alles, was es verspricht. Es ist ständigen Schwankungen unterworfen, abhängig vom momentanen inneren Status unseres wahrgenommenen Selbstwerts. Um ein hohes Selbstwertgefühl zu haben, müssen wir davon überzeugt sein, besonders zu sein, besser als alle anderen zu sein, was auch bedeutet, dass wir andere herabsetzen, um unser eigenes Selbstwertgefühl zu retten.[113] Pfui!

Selbstmitgefühl unterscheidet sich davon. Es ist ein Weg, uns jederzeit mit unserem Selbst zu verbinden – ob wir uns oder die Umstände, in denen wir uns befinden, in diesem Moment mögen oder nicht – der Selbsterkenntnis (Achtsamkeit dem Leiden gegenüber) und Güte uns selbst gegenüber fördert, ohne dafür andere verunglimpfen zu müssen (gemeinsames Menschsein). Vergessen Sie also schnell wieder, Ihr Selbstwertgefühl aufpolieren zu wollen und beginnen Sie damit, Selbstmitgefühl zu praktizieren.

Was wäre denn, wenn Sie sich selbst mit derselben Freundlichkeit behandelten, die Sie Ihren Lieben gegenüber an den Tag legen? Können Sie sich das vorstellen? Denken Sie genau jetzt an jemanden, den Sie innig lieben. Stellen Sie sich vor, Sie hielten das Gesicht dieser Person (oder dieses Haustiers) sanft mit Ihren Händen umfasst, brächten es nah an Ihr eigenes Gesicht heran und gäben ihm ein »nosey nosey« (so nannte meine Mom den Eskimokuss, mit dem sie ihre Nase an meiner rieb, als ich klein war). Sehen Sie Ihrer Liebe tief in die Augen, in das Gesicht, und fühlen Sie, wie Sie dieses Wesen über alles lieben. Was würden Sie tun, wenn Sie wüssten, dass Ihr geliebtes Wesen leidet, dass seine Innere Kritikerin bzw. sein Innerer Kritiker es davon überzeugt hat, nichts wert zu sein? Wie würden Sie helfen?

Jetzt ziehen Sie sich ein Stück zurück und stellen Sie sich vor, das Gesicht, das Sie umfangen halten, sei Ihr eigenes im Alter von fünf oder sechs Jahren. Können Sie diesem Mädchen dieselbe zärtliche Liebe, dieselbe Unterstützung und dasselbe Mitgefühl widmen? Nun verwandeln Sie das kleine Ich in Ihr erwachsenes. Können Sie ihm gegenüber diese liebevolle Güte aufbringen?

Reiner und schmutziger Schmerz

Sie kennen Güte und Mitgefühl. Sie würden Ihr geliebtes Wesen, ein Baby oder ein Kätzchen niemals schütteln, anschreien oder auf den Kopf schlagen, wenn es verletzt wäre oder Schmerzen hätte. Sie würden nicht mit den Augen rollen und es mit den Worten »Stell dich nicht so an, du Riesenbaby« verhöhnen. Aber genau das tun wir in unseren Gedanken mit uns selbst. Wir beginnen einen Krieg gegen uns selbst – und das kann kaum gut enden. Was wird aus dem Verlierer? *Oder* dem Gewinner? Es kann ganz einfach keinen Gewinner geben.

Das Leben tut weh, besonders an den Stellen, die uns am wichtigsten sind. Wenn Sie zum Beispiel danach streben, einer Gruppe zuzugehören, aber keine Einladung zu einer bestimmten Veranstaltung dieser Gruppe bekommen, sind Sie natürlich verletzt und enttäuscht. Das ist *reiner Schmerz*. Sie empfinden als Reaktion auf ein damit verbundenes Problem eine echte Verletzung.[114] Weitere Beispiele für reinen Schmerz können Ärger sein, wenn Ihnen geschadet wurde, Schuld, wenn Sie einen Fehler gemacht haben oder Trauer bei einer Verlusterfahrung. Bemerkenswert ist, dass *Trauer* eine riesige Bandbreite an Emotionen beinhalten kann, die alle als normale oder natürliche Reaktionen auf Verlust gelten; damit ist Trauer bei Verlusterfahrungen ein reiner Schmerz.

Doch reiner Schmerz wird häufig von *schmutzigem Schmerz* begleitet oder von vielschichtigen zusätzlichen Emotionen, die dem Versuch entspringen, sich dem reinen Schmerz zu wiedersetzen.[115] Sie könnten beispielsweise verletzt sein, wenn Ihre Mutter Ihr Äußeres kritisiert. Das ist reiner Schmerz. Wenn Sie diesen Schmerz zu verhindern versuchen, damit aber erfolglos sind, kann das dazu führen, dass Sie sich selber zürnen oder sich dafür »schämen«, den Schmerz zugelassen zu haben. Ärger und Scham sind schmutziger Schmerz. Sie können sich den reinen Schmerz als natürliche Reaktion vorstellen und den schmutzigen Schmerz als die Reaktion auf die Reaktion. Schmutziger Schmerz ist ein Preis von Erlebensvermeidung, den man zahlen muss.

Stellen Sie sich aber einmal vor, welchen Unterschied es machen würde, würden Sie auf Ihren reinen Schmerz stattdessen mit Selbstmitgefühl reagieren. Sie wären in der Lage (1.) Ihren reinen Schmerz wahrzunehmen (also den Schmerz als Reaktion auf die Kritik Ihrer Mutter zu erkennen), (2.) sich in Erinnerung zu rufen, dass Sie mit Ihrem sehr menschlichen Leid nicht alleine sind (Sie würden sich vielleicht an andere Frauen erinnern, die unter kritischen Familienmitgliedern leiden) und (3.) sich selbst Güte und Fürsorge zugestehen, weil Sie leiden (»Natürlich schmerzt es«, »Es ist schwer«, »Du bist mehr als dein Äußeres«). Selbstmitgefühl würde den Schmerz zwar nicht nehmen, aber davor schützen, dass Ärger und Scham noch dazukommen.

Packen Sie's an: Heldin in Sachen Mitgefühl

Lassen Sie uns mit dem Praktizieren von Selbstmitgefühl fortfahren, indem wir eine weise, mitfühlende, machtvolle Superheldin dazu einladen, uns ein bisschen Gesellschaft zu leisten.[116] Allen Superheldinnen wie Wonder Woman oder Black Widow ist eine Entwicklungsgeschichte gemein, in der es darum geht, wie sie ihre Kräfte erlangten und warum sie sich entschieden, für die Gerechtigkeit zu kämpfen. In ihren Geschichten spielen häufig Schmerz, Verlust, Traumata und ein entscheidender Schlüsselmoment für ihre Veränderung eine Rolle.

Wir alle haben unsere eigene Entwicklungsgeschichte. Nehmen wir uns mal etwas Zeit, um Ihre anzusehen. Halten Sie in Ihrem Notizbuch einen Schlüsselmoment (oder eine Reihe davon) fest, der Sie geprägt hat. Vielleicht ein schwerer Verlust, ein überkritischer Elternteil, Misshandlung oder Ablehnung in der Kindheit oder ein traumatisches Ereignis (z. B. Vergewaltigung, Raubüberfall, Unfall, Kampf, Naturkatastrophe). Lassen Sie sich Zeit, um Ihre Entwicklungsgeschichte vor Ihrem inneren Auge aufzurufen und schreiben Sie sie dann nieder (wenn Sie möchten, können Sie dafür die Rüstungsübung, S. 211, die Sie in Kapitel 6 gemacht haben, verwenden). Erzählen Sie von den Ereignissen, die zu Ihrem Kampf mit

Ihren Ängsten beigetragen oder Ihrer Inneren Kritikerin eine Stimme verliehen haben könnten.

Nehmen Sie sich jetzt ein paar Minuten Zeit, um Ihre persönliche Superheldin zu ermitteln. Sie ist jemand, zu der Sie aufschauen, eine Figur, die Sie mit ultimativer Weisheit und mit Mitgefühl verbinden. Es kann eine existierende Person sein, wie eine Großmutter oder ein Großvater, eine Therapeutin, eine Spitzensportlerin oder eine Prominente oder historische Persönlichkeit (z. B. Oprah Winfrey, Sophie Scholl, Christine Blasey Ford). Es kann auch ein fiktionaler Charakter sein wie Batgirl, Katniss Everdeen oder Minerva McGonagall. Überlegen Sie, welche Eigenschaften Sie an Ihren Superheldinnen schätzen und schreiben Sie diese auf.

Nun stellen Sie sich vor, Sie hätten mit dieser Superheldin ein bisschen gemeinsame Zeit. Sie weiß ganz genau, was Sie durchgemacht haben, kennt Ihre persönliche Entwicklungsgeschichte und weiß, wie diese Sie geprägt hat (Weil sie das selber auch bereits durchgemacht hat!). Ihre Heldin ist verständnisvoll, warmherzig, hilfsbereit und motivierend. Sie ist über ihre Entwicklungsgeschichte hinausgewachsen und weiß, dass auch Sie das können. Sie weiß genau, was sie zu Ihnen sagen muss und was für Sie wichtig ist zu hören.

Was würde Ihre Superheldin zu Ihnen sagen? Wie würde sie Ihrem Leid gegenüber Aufmerksamkeit ausdrücken und ein Gefühl gemeinsamen Menschseins und Freundlichkeit zeigen? Nehmen Sie sich ein paar Minuten, um all das aufzuschreiben.

Das, was uns widerfährt – unser Schmerz, unsere Traumata, unser Ringen mit Ängsten, Stress, Sorgen, Furcht und Selbstzweifeln –, definiert uns nicht. Diese Dinge sind lediglich Teil unserer Entstehungsgeschichte und sie sind nicht unsere Schuld. Nun ist es an uns, zu entscheiden, ob wir dem Ruf der Superheldin folgen wollen und wie wir den Rest unserer Superheldinnenreise weiterführen möchten.

Nehmen Sie die Stimme Ihrer mitfühlenden Superheldin in sich auf. Bringen Sie immer dann, wenn Ihre innere Kritikerin sich zeigt, Ihre mitfühlende Superheldin mit ins Spiel. Und lassen Sie Ihre Superheldin Sie dazu ermutigen, sich in eine Richtung weiterzubewegen, die mit Ihren persönlichen Werten im Einklang ist.

Verdammt noch mal, die Menschen mögen mich!

Mir scheint es an dieser Stelle noch einmal wichtig zu klären, dass Freundlichkeit uns selbst gegenüber nicht bedeuten soll, dass wir uns einfach nette Dinge sagen, um uns besser zu fühlen. Erstens: Selbstmitgefühl ist nicht etwas, was wir ausüben, um Verletzungen zu *beseitigen*. Es ist etwas, das wir ausüben, *weil* wir verletzt sind. Der englischsprachige Begriff »compassion« für »Mitgefühl« stammt aus dem lateinischen für »mit jemandem mitleiden«.[117] Wenn eine Freundin über den Verlust ihrer Mutter trauert, können Sie ihr mit einer warmherzigen Umarmung und den liebevollen Worten »Es tut mir so leid, dass du das durchmachen musst. Ich bin für dich da« beistehen. Solange Sie keine magischen Heilkräfte besitzen, werden Sie sicherlich nicht erwarten, dass Ihre freundlichen Worte die Trauer Ihrer Freundin verschwinden lassen. Und doch bieten Sie ihr Ihre Unterstützung an, wenn Sie sie in ihrem Schmerz sehen. Sie leiden mit. Freundlichkeit sich selbst gegenüber funktioniert genauso: »Es ist wirklich schwer, das mitzumachen. Ich bin für dich da.«

Positive Selbstaussagen *können* mit Selbstmitgefühl als einer Form der Freundlichkeit sich selbst gegenüber übereinstimmen: »Ich glaube an dich. Du hast so viel ausgehalten.« Doch in vielen Fällen können Bekräftigungen wie »Ich bin gut genug, ich bin schlau genug und verdammt nochmal, die Menschen mögen mich« nach hinten losgehen und dazu führen, dass Sie sich noch schlechter fühlen (besonders dann, wenn Sie ein geringes Selbstwertgefühl haben[118]).

Wenn Ihnen Ihre Innere Kritikerin beispielsweise einredet, Sie wären nicht interessant, dünn oder organisiert genug und Ihre innere abscheuliche Cheerleaderin darauf mit einem »Ich bin faszinierend! Ich bin großartig! Ich habe mein Leben voll im Griff!« reagiert – was stellen Sie fest? Probieren Sie es direkt mit einem negativen Glaubenssatz aus, den Sie über sich selbst pflegen. Fühlt sich diese falsche Hoffnung etwa ehrlich nett gemeint an? Respektiert sie Ihr Leid? Oder lindert sie Ihren Schmerz und flüstert Ihnen ein, dass sie anders zu denken und zu fühlen haben, was wiederum weitere Schichten an schmutzigem Leid hinzufügt?

Das Problem mit Bekräftigungen ist, dass man daran glauben muss, dass sie sich freundlich anfühlen. Und würden Sie dies glauben, dann würden Sie sie nicht nötig haben! Bekräftigungen und positive Selbstgespräche allgemein sind oft nur verkleidete Fusion und Vermeidung.

Packen Sie's an: Mitfühlende Konversation

Beschriften Sie drei Seiten in Ihrem Notizbuch mit drei verschiedenen Überschriften: »Innere Kritikerin« (Sie können dafür auch den Namen verwenden, den Sie ihr gegeben haben), »Ich« und »mitfühlendes Ich«. Dann nehmen Sie die Sicht einer zweiten Person ein und gehen Sie nach den unten aufgeführten Schritten vor.[119] Beantworten Sie jeden Schritt, bevor Sie sich mit dem nächsten beschäftigen:

- Auf der Seite für die Innere Kritikerin: Schreiben Sie auf, was Ihre Innere Kritikerin typischerweise zu Ihnen sagt.
- Auf der Ich-Seite: Reagieren Sie auf Ihre Innere Kritikerin, indem Sie ihr vermitteln, wie Sie sich durch sie fühlen und auf welche Weise ihre Beleidigungen Sie beeinflussen (ist sie hilfreich oder verletzend?).
- Auf der Seite für die Innere Kritikerin: Antworten Sie auf das Ich, indem Sie ihm erklären, was Sie ihm wünschen und warum Sie so hart zu ihm sind. Lassen Sie es wissen, was Sie für es tun möchten – wie Sie versuchen, ihm zu helfen und es zu motivieren. Erklären Sie, was Sie befürchten, was passieren würde, wenn Sie verstummten.

- Auf der Ich-Seite: Reagieren Sie auf Ihre Innere Kritikerin, indem Sie ihre Bemühungen anerkennen, zum Beispiel können Sie frühe Verletzungen feststellen, die sie auf den Plan riefen, um ihr Verständnis und Empathie zu zeigen. Wie könnte sie auf andere Weise für Sie hilfreich sein?
- Nun nehmen Sie sich etwas Zeit um runterzufahren. Nehmen sie drei bewusste Atemzüge.
- Auf der Seite des mitfühlenden Ichs: Fassen Sie aus einer verständnisvollen und freundlichen Einstellung heraus zusammen, was Sie über sich selbst erfahren haben. Dann reagieren Sie auf die Innere Kritikerin so wie auf das Ich, indem Sie das Leid der beiden anerkennen (Achtsamkeit), ihnen vermitteln, dass sie nicht allein sind (gemeinsames Menschsein) und ihnen liebevolle freundliche Worte anbieten.

Wenn die Innere Kritikerin eine Teufelin ist, die auf Ihrer Schulter sitzt, dann stauben Sie für Ihr mitfühlendes Ich auf der anderen Schulter einen Platz ab, um ihm Raum zu geben.

Zum Mitnehmen

Unsere Wahrnehmung von uns selbst entstammt oft den »Ich bin«-Entwürfen, die wir alle um unsere Rollen und Erfahrungen (innere und äußere) herum konstruieren. Die Fusion mit diesem *konzeptualisierten Selbst* bzw. dem Selbst als Inhalt wird dann problematisch (psychisch inflexibel), wenn unsere Geschichte (inklusive unserer Inneren Kritikerin) unsere Entscheidungen mehr beeinflusst als unsere Werte es tun. Löst die Fusion mit Ihrer eigenen Geschichte den Zünder aus, dann besteht das endgültige Werkzeug zur Deaktivierung der Bombe darin, sich Ihre Beobachtungen (das Selbst als Kontext) und Ihr mitfühlendes Ich zunutze zu machen, indem Sie Ihre Geschichte von sich selbst getrennt sehen, sich an das gemeinsame Menschsein erinnern und sich auf Freundlichkeit sich selbst gegenüber fokussieren.

Kapitel 9 – Werden Sie zu Ihrem besten Ich

Sie können nicht dieses Kind sein, das oben an der Wasserrutsche steht und alles bedenkt. Sie müssen die Rutsche runterrutschen.

Tina Fey

»Wissen ist Macht« heißt es, und Sie haben nun, nach acht Kapiteln, hoffentlich eine ansehnliche Menge neuer Informationen gesammelt. Wissen allein ist aber nicht alles. Indem Sie dieses Buch lesen, machen Sie zwar einen furiosen Schritt in Richtung psychischer Flexibilität zugunsten eines selbstbestimmteren Lebens. Doch es war nicht das Bücherlesen, das Serena Williams ihren 23sten Grand Slam gewinnen ließ oder Danica Patrick zur erfolgreichsten Frau in der Geschichte des Autorennsports machte. Irgendwann müssen Sie sich eben auch den Schläger schnappen und sich hinters Steuer setzen (allerdings nicht beides gleichzeitig).

In der ACT nennen wir das *engagiertes Handeln.*[120] Selbstverständlich kann das Engagement in eine neue Handlung schwierig oder sogar beängstigend erscheinen, besonders dann, wenn Sie es bisher gewohnt waren, sich in Ihrer Komfortzone sicher und kompetent zu fühlen. Ich gebe zu (und wenn ich es nicht selbst täte, würde mein Mann es mit Kusshand für mich tun), dass auch ich Dinge einfach nicht leiden kann, in denen ich nicht gut bin. Darauf bin ich wirklich nicht stolz, aber andererseits bin ich auch dankbar für meine Werte, die mir dabei helfen, bei den mir wichtigen Dingen am Ball zu bleiben, ob ich sie jetzt gut kann oder nicht. Und typischerweise wird aus einem »nicht so gut in« mit etwas Übung ein »besser in«, wenn sich das engagierte Handeln erst einmal zu einem umfassenden Handlungsmuster entwickelt hat.

So, jetzt ist es an der Zeit, in den schwarzen Catsuit zu schlüpfen, den Schläger in die Hand zu nehmen, das Netz anzupeilen und mal richtig auf ein paar Bälle draufzudreschen. Denken Sie dabei, wenn Sie das tun, an zwei Dinge:

- Serena verliert immer noch ab und zu Spiele – weil Fortschritt niemals geradlinig vonstatten geht und
- Serena nimmt nach wie vor Tennisstunden – denn Wachstum geschieht lebenslang und mitunter brauchen wir einfach ein wenig Führung von außen.

Hoffentlich haben Sie auch ein paar neue Dinge ausprobiert: die Anwendung von Achtsamkeit als Instrument zur Betrachtung Ihrer abertausend wissbegierigen und unvoreingenommenen Gedanken sowie die Bereitschaft zuzulassen, dass Sie genau in diesem Moment (und im nächsten und übernächsten) von Gefühlsregungen und Empfindungen begleitet werden.

Wenn Sie die Kraft Ihrer achtsamen Aufmerksamkeit durch Defusion (was das Selbst als Kontext einbezieht) und emotionale Akzeptanz schärfen, schaffen Sie ein optimales Umfeld für bewusst gewählte, wertebasierte Handlungen und werden so zu Ihrem bestmöglichen Ich. Natürlich wird sich Ihnen manchmal richtig blödes Zeug in den Weg stellen. Schauen wir einmal, woraus Ihre Fallstricke bisher bestanden.

Ich werde es machen, wenn …

Womöglich denken Sie: »Hey, diese Sache mit der psychischen Flexibilität klingt echt klasse, da bin ich voll dabei! Sobald __________________ __________________ geschieht/sich verändert/sich verbessert.« Ich nenne das die »Ich werde es machen, wenn«-Falle. Wie ist Ihre Erfahrung, sind in den Ecken Ihrer feststeckenden Lebensbaustellen irgendwelche »Ich werde es machen, wenn« versteckt? »Ich werde mit dem Dating beginnen, wenn ich zehn Kilo abgenommen habe«, »Ich werde mich um die Beförderung bemühen, wenn ich sicher bin, sie zu bekommen«, »Ich werde meinem Partner/meiner Partnerin meine Gefühle offenbaren, wenn ich mir seiner/ihrer Gefühle mir gegenüber etwas sicherer bin.«

Y'Chwer de Esmach Enwen (Ich werde es machen, wenn) ist die Superschurkin schlechthin. Sie kann sich in andere Erscheinungsformen verwandeln wie Y'Chkan Ni'Chts Olnage (Ich kann nicht, solange) und Y'Chwar Ten'Urauf (Ich warte nur auf). Sie sagt solche Sachen wie: »Ich kann nicht meine sexy Dessous tragen, solange ich nicht den Körper wiederhabe, den ich vor der Schwangerschaft hatte« und »Ich warte nur auf den geeigneten Zeitpunkt, um meinen Vorgesetzten auf eine Gehaltserhöhung anzusprechen.« Mithilfe der Kraft der Gedankenkontrolle zieht sie die Gedanken in ihren Bann und überzeugt sie auf diese Weise davon, dass sie ein »guter Grund« sei. Und heimlich verteilt sie dabei langsam härtenden Zement um die Füße ihres Opfers, der jede Bewegung völlig unmöglich erscheinen lässt.

Auf gewisse Weise hat das auch absolut Hand und Fuß. Werfen wir einen Blick auf den folgerichtig nächsten Satz: »Denn wenn ich jetzt ______________________________, bevor ______________ ________________, dann könnte ________________________ ________ passieren.« – »Denn wenn ich jetzt mit dem Dating beginne / eine Bewerbung einreiche / meinem Partner / meiner Partnerin meine Gefühle offenbare, bevor ich abgenommen habe/weiß, dass ich sie bekomme/mich sicher fühle, dann werde ich abgelehnt, gedemütigt, verletzt.«

Y'Chwer de Esmach Enwen benutzt insgeheim eine noch starrere Sprache – oder vielleicht auch gar nicht mal so geheim! Können Sie sich daran erinnern, gelernt zu haben, dass nur wir Menschen dazu in der Lage sind, uns um wirklich alles Sorgen zu machen, selbst wenn wir noch gar keine Erfahrung damit gemacht haben? Das liegt daran, dass wir schon in sehr jungen Jahren lernten, die Dinge auf bestimmte Weise in Beziehung zu setzen, und damit ein gewaltiges Netz an gelernten Beziehungen knüpfen, unabhängig von unseren eigenen Erfahrungen.[121]

Sehen wir uns einmal ein Beispiel an. Sagen wir, dass das hier ⊙ meine Freundin Mookie ist und dieses hier ♦ eine Bleezle. ⊙ hasst Bleezles, weil Bleezles Morganbeeren lieben. Was meinen Sie, wie steht Mookie zu Morganbeeren? Lassen Sie uns, bevor Sie antworten, alle Verbindungen oder Beziehungen ansehen, die Ihr Gehirn zwischen Symbolen und Wörtern (die natürlich auch nur Symbole sind) herstellen kann.

Hier das, was ich Ihnen direkt mitgeteilt habe:

- ⊙ = Mookie
- ♦ = eine Bleezle
- ⊙ hasst Bleezles.
- Bleezles lieben Morganbeeren.

Betrachten Sie jetzt die Beziehungen, die Sie aus diesen Informationen ableiten können, ohne die direkte Erfahrung oder das Wissen zu besitzen. Mit anderen Worten: Dies sind Dinge, die ich Ihnen nicht direkt mitgeteilt habe, die aber Ihr Gehirn selbstständig herausbekommen kann.

- Mookie hasst Bleezles.
- Mookie hasst ♦.
- ⊙ hasst ♦.
- ♦ liebt Morganbeeren.

Nun kehren wir zu der Frage zurück, was Sie glauben, wie Mookie zu Morganbeeren steht. Sie könnten denken, dass Mookie Morganbeeren hasst, weil Sie (1.) abgeleitet haben, dass Mookie Bleezles hasst und wir (2.) wissen, dass es daran liegt, dass Bleezels Morganbeeren lieben, daraus schließen Sie (3.), dass Mookie Morganbeeren hassen muss. Etwa in der Art von: »Die Freundin (Morganbeeren) meiner Feindin (Bleezles) ist auch meine Feindin (Morganbeeren).«

Sie könnten aber auch schlussfolgern, dass Mookie Morganbeeren liebt, weil Sie auch Folgendes ableiten:

- Morganbeeren beinhaltet »Beeren«.
- Beeren sind Nahrung.
- Nahrung wird gegessen.
- Das Angebot von Nahrung, die gegessen wird, ist begrenzt.
- Morganbeeren sind Nahrung.

- Morganbeeren werden gegessen.
- Das Angebot von Morganbeeren ist begrenzt.
- Bleezles/♦ essen Morganbeeren.

Weil Bleezles (1.) Morganbeeren lieben und (2.) Morganbeeren Nahrung sind, die gegessen wird, könnten (3.) Bleezels sämtliche Morganbeeren essen und sie Mookie wegnehmen. In diesem Fall ist die Freundin (Bleezles) meiner Freundin (Morganbeeren) meine Feindin (Bleezles). Wow, das ist nun mal wirklich ein enormes Beziehungsgeflecht! Und all das entspringt den beiden einfachen Sätzen: ⊙ ist meine Freundin Mookie und das ♦ ist eine Bleezle. ⊙ hasst Bleezles, weil Bleezles Morganbeeren lieben.

Wir Menschen sind in der Lage, Dinge auf vielfältige Weise in Beziehung zu bringen – besser/schlechter, lauter/leiser, hier/da, wenn/dann, nah/fern, gleich/verschieden – und während diese Fähigkeit genau das ist, was uns bei der Lösung abstrakter Probleme hilft, ist es auch genau das, was uns Angst empfinden lässt, ohne dass Gefahr besteht.[122]

Was hat das alles jetzt mit Y'Chwer de Esmach Enwen zu tun? Auf dieselbe Weise schlussfolgern Sie *die ganze Zeit*, ohne das Wissen oder die Erfahrung zu haben, und mit diesen Schlussfolgerungen kommen auch unangenehme Gefühle auf. Ihr komplexes Beziehungsgeflecht (»Schlanke Körper *sind besser als* ausladende Körper, ein ausladender Körper *verursacht* Ablehnung, *wenn* ich mit meinem Übergewicht date, dann werde ich abgelehnt, abgelehnt zu werden ist *das Gleiche*, wie wertlos zu sein« und so weiter) führt zu der Schlussfolgerung, dass es keine gute Idee ist zu daten, bevor Sie zehn Kilo abgenommen haben. Dazu gesellt sich ein Haufen Angst und Furcht, selbst wenn Sie noch nie offene Ablehnung wegen Ihres Gewichts erlebt haben.

Haben ist nicht glauben

Und was jetzt? Wie kann sich eine selbstbestimmte Heldin vor der heimtückischen Superschurkin Y'Chwer de Esmach Enwen in Sicherheit bringen?

Zuerst einmal fangen Sie an, ihre Anwesenheit zu registrieren (»Aha, ich habe dich erkannt: ›Ich werde meine Gefühle mitteilen, sobald ich mich wohlfühle‹«). Zweitens erinnern Sie sich, dass *Gedanken haben* nicht dasselbe ist, wie *deren Inhalt* für die reine Wahrheit zu *halten* oder das zu tun, was sie befehlen.

Wenn Y'Chwer de Esmach Enwen sagt: »Spring!«, dann haben Sie fast endlos viele Möglichkeiten: (1) springen, (2) nichts tun, (3) fragen »wie hoch?«, (4) sich im Kreis drehen, (5) irgendeine andere Bewegung machen, (6) Sprungfedern unter die Füße schnallen und so weiter. Sie können autopilotmäßig springen, wenn Ihnen Ihr Verstand sagt: »Spring« (und feststellen, wie das in der Regel zu unausführbaren Handlungen führt), oder Sie registrieren den Gedanken, verbinden ihn mit Ihren Werten und entscheiden dann, ob das Bewerten des Gedankens als die reine Wahrheit mit dem Ich, das Sie sein möchten, und dem Leben, das Sie leben möchten, auf einer Linie ist. Wenn es so ist, dann folgen Sie ihm auf jeden Fall. Wenn es nicht so ist, denken Sie auf die eine Weise, aber handeln Sie auf eine andere. Lassen Sie es uns ausprobieren.

Packen Sie's an: Denken Sie auf die eine Weise, handeln Sie auf eine andere

Lassen Sie uns ein kleines Spiel mit Y'Chwer de Esmach Enwen spielen. Es geht genauso wie das Spiel »Simon says« (Simon sagt), das die meisten Amerikaner aus ihrer Kindheit kennen. Die MitspielerInnen müssen den Anweisungen der Spielführerin folgen, allerdings nur dann, wenn sie mit den Worten »Simon says« beginnen. Tun sie das nicht und die Mitspielerin folgt den Anweisungen dennoch, dann scheidet sie ebenso aus, wie wenn sie eine von Simon ausgesprochene Anweisung ignoriert. Das Prinzip ähnelt etwas dem Spiel »Alle Vögel fliegen hoch«. Diesmal geht es allerdings darum, Ihre Innere Kritikerin zu zügeln und die Regeln zu brechen. Oder auch nicht. Sie haben die Wahl.

Bei den folgenden Aufforderungen, die mit »Y'Chwer de Esmach Enwen sagt« beginnen, entscheiden Sie, ob Sie ihnen folgen möchten oder nicht. Dasselbe tun Sie mit den Aufforderungen, die nicht mit »Y'Chwer de Esmach Enwen sagt« beginnen. Sie können einfach nichts tun, um nicht zu antworten, oder Sie können etwas tun, das sich von der Aufforderung unterscheidet. Sind Sie soweit?

- Y'Chwer de Esmach Enwen sagt, winke mit der rechten Hand.
- Y'Chwer de Esmach Enwen sagt, nicke mit dem Kopf.
- Tippen Sie Ihre Zehen an.
- Y'Chwer de Esmach Enwen sagt, tippe deine Zehen an.
- Bewegen Sie Ihren Kopf vor und zurück.
- Zwinkern Sie mit dem rechten Auge.
- Y'Chwer de Esmach Enwen sagt, pfeife ein Liedchen.

Wir wissen jetzt, dass Sie die Fähigkeit besitzen, selbst zu wählen, ob Sie tun, was Ihnen Ihr Verstand vorgibt (es war immerhin Ihr Verstand, der die Aufforderungen gelesen hat). Das ist eine Form der Defusion. Sie betrachten Ihre Gedanken, werden aber von ihrem Inhalt nicht vereinnahmt und entscheiden bewusst, wie Sie reagieren möchten. Natürlich sind Augenzwinkern und Zehenantippen einfacher als Dates und Bewerbungen, weil sie nicht mit Ängsten verbunden sind (es sei denn, Ihnen liegt wahnsinnig viel an Ihren Zwinker- und Zehenantipp-Fähigkeiten). Doch wir wissen jetzt auf einer grundsätzlichen Ebene, dass Sie dazu in der Lage sind, auf die eine Weise zu denken und auf die andere zu handeln. Wenn Sie dazu bereit sind, die Gefühle zu empfinden, um das Leben, das sie leben wollen, zu erreichen, dann kann die selbstbestimmte Heldin über die böse Superschurkin triumphieren.
Sei gewappnet, selbstbestimmte Heldin:

- Knipsen Sie Ihren Röntgenblick an und durchleuchten Sie Ihre hemmenden Gedanken und unangenehmen Gefühle.
- Legen Sie Ihr Einsatz-Cape an (und stemmen Sie die Arme in die Seiten).

- Rufen Sie Ihre Truppe herbei: Defusions-Girl, Bereitschafts-Woman und Selbstmitgefühls-Sister.
- Verkünden Sie kühn: »Ich hab dich, Y'Chwer de Esmach Enwen – meine Röntgensicht verleiht mir die Macht der Achtsamkeit und ich habe dein Beziehungsgeflecht aus miesen Tricks durchschaut: ›Ich kann nicht, bevor‹ und ›Zuerst mache ich dies, bevor ich das mache!‹ Deine Bemerkungen sind meiner Macht der Flexibilität nicht gewachsen!«
- Streben Sie in Richtung Ihrer Werte.

Ich will damit nicht sagen, dass das Vorwärtsstreben *einfach* wäre. Es gibt keine einfachen Antworten oder schnellen Lösungen für engagiertes Handeln (Wenn es die gäbe, ich verspreche es, dann würde ich es Sie wissen lassen!). Aus der Komfortzone heraus- und in die Tapferkeitszone einzutreten bedeutet, die Behaglichkeit gegen das Gefühl der Verwundbarkeit einzutauschen. Es ist so, als wenn Sie an eine Weggabelung kämen, wo Sie sich für eine Richtung entscheiden müssten: Entweder Sie nehmen den Weg zur rechten, den Sie immer nehmen – er ist gut ausgebaut, vertraut und man findet sich leicht zurecht, doch Sie kommen dort an, wo Sie immer ankommen. Sie erhalten Bequemlichkeit, aber vergeben Möglichkeiten. Oder Sie nehmen den Weg zur linken, den Sie noch nie genommen haben – er wirkt kurvig, hügelig und wird von fremden, exotischen Gewächsen flankiert. Sie können nicht mit Sicherheit sagen, wohin die Reise gehen wird oder wohin der Weg Sie führt. Sie fühlen sich verletzlich, aber allen Möglichkeiten gegenüber offen. Oder Sie bleiben für alle Zeiten an der Weggabelung stehen. Nicht zu wählen ist auch eine Wahl. Sie vermeiden die Verletzlichkeit, bleiben aber stecken und bewegen sich nirgendwo hin. Wer ist Ihr Ich, das Sie sein möchten, wenn Sie an der Gabelung stehen?

Die ACT-Prozesse, die Sie bisher ausprobiert haben, sind nichts anderes als das: Prozesse. Es gibt kein letztendliches Ziel – die Arbeit einer selbstbestimmten Heldin hat nie ein Ende. Aber womöglich ist die selbstbestimmte Heldin (das sind übrigens Sie, nebenbei gesagt), die Y'Chwer de Esmach Enwen besiegt, ja die Lava-Lady – für Lava müssen keine Hindernisse beseitigt werden, damit sie sich ungehindert vorwärtsbewegen kann. Sie brennt sich einfach durch die schwächeren, fließt um die stärkeren herum und nimmt sogar auf ihrem Weg hier und dort etwas mit, während sie vorwärtsfließt. Lava ist eine ernst zu nehmende Gewalt.

Packen Sie's an: Vulkanhöhlenplan

Okay, Lava-Lady, nutzen wir jetzt also unsere Vulkanhöhle, um einen Plan für engagiertes Handeln zu schmieden. (Eine grafische Darstellung des Vulkanhöhlenplans finden Sie auf dem Arbeitsblatt, S. 213).

Beginnen wir damit, Ihren für Sie besonders wichtigen *Lebensbereich* festzulegen. Lebensbereiche umfassen solche Dinge wie Freundschaft, Familie (Partnerschaft, Herkunftsfamilie, Großfamilie), Liebesbeziehungen, Karriere, Gemeinde/Nachbarschaft/Bürgerbeteiligung, Spiritualität/Religion, Kultur, Erziehung/Entwicklung, Finanzen, Erholung und Gesundheit/Wohlbefinden.[123] Es kann helfen, diese in Ihrem Notizbuch nach Wichtigkeit einzustufen oder nur die drei wichtigsten zu markieren. Dann wählen Sie einen der Bereiche aus und beginnen mit Ihrem Vulkanhöhlenplan.

Wenn Sie Lust haben, dann zeichnen Sie einen Vulkan mit drei Schichten. Ihr Bereich befindet sich ganz oben.

Als Nächstes nehmen wir den Fahrstuhl hinunter in den mittleren Bereich der Höhle und legen ein paar Werte fest – Eigenschaften des Seins und Tuns – die das Ich darstellen, das Sie sein möchten, wenn Sie sich mit dem Bereich, den Sie ausgewählt haben, beschäftigen. Haben Sie also zum Beispiel Freundschaft als Ihren Lebensbereich herausgepickt, dann könnten Ihre Werte so etwas sein wie authentisch, fürsorglich und abenteuerlustig (Sie können hier auch noch einmal das Arbeitsblatt »Das Ich, das ich sein möchte« (S. 210) mit einer Liste an Werte-Begriffen ansehen.). Suchen Sie sich für diese mittlere Ebene zwei bis vier Werte heraus.

Zum Schluss lassen Sie uns in den Bauch des Monsters hinunterfahren und ein paar engagierte Handlungen festlegen, die innerhalb des gewählten Bereichs spezielle, werthaltige, durchführbare Handlungen repräsentieren, welche mit den oben aufgeführten Werten in Einklang sind. An dieser Stelle sollten Sie sichergehen, sich wirklich an die Dinge zu halten, die Sie kontrollieren können: Ihre Stimme, Ihre Hände und Ihre Füße. Um uns noch einmal auf das Freundschaftsbeispiel zu beziehen, könnten das Dinge sein wie »Ruf deine seelenverwandte Freundin an und rede mit ihr über deine Beziehungsprobleme« (im Dienste der Authentizität), »Sende deiner Busenfreundin ohne Grund eine Postkarte« (im Dienste der Fürsorge), »Nimm eine Einladung zum Indoor Skydiving an« (im Dienste der Abenteuerlust).

Nehmen Sie beim Schreiben bewusst wahr, was Sie empfinden. Welche Gefühle, Sorgen oder Zweifel kommen hoch, von denen Sie befürchten, dass sie sich zu Hindernissen entwickeln könnten? Für welche wären Sie bereit, das Gästezimmer in der Höhle herzurichten? Schreiben Sie all das um Ihren Vulkan herum.

Und nun, Lava-Lady, lassen Sie Ihren Vulkan ausbrechen! Fließen Sie voran, während Sie mit Ihrer Freundin telefonieren! Verbrennen Sie Ihre Furcht, während Sie mit Freunden herumwirbeln. Wiederholen Sie dies (Bereich, Werte, Handlungen, potenzielle Hindernisse), jetzt oder später, mit jedem anderen Lebensbereich, dem Sie in Ihrem Vulkanhöhlenplan Priorität einräumen möchten.

Äußere Hindernisse

Unendlich viele Herausforderungen können ein potenzielles Hindernis für engagiertes Handeln darstellen. Bisher haben wir uns auf schwierige innere Erlebnisse fokussiert, die uns früher auf undurchführbare Wege gezwungen haben. Doch auch äußere Umstände – wie Zeit, Geld, Widerstand anderer oder der Zugang zu Ressourcen – können natürlich ebenso Hindernisse darstellen.

Kleiner Spontantest: Können wir, wenn sich uns Hindernisse in den Weg stellen (A), der Sprache vertrauen, um »gute Gründe« zu finden, warum wir damit aufhören müssen, uns vorwärtszubewegen; (B) Selbstmitgefühl praktizieren, indem wir unser Unbehagen registrieren, dann feststellen, dass wir nicht allein sind, und uns selber freundlich sagen: »Na ja, du hast es versucht, aber es hat nicht sollen sein«, oder (C) kreativ werden und eine machbare Alternative finden? Wenn Sie sich für C entschieden haben, bekommen Sie eine 1! Hindernisse können entmutigend wirken *und* sie müssen keine Hindernisse auf Ihrer Wandlung zu Ihrem besten Selbst sein!

Vor vielen Jahren hatte ich in meiner ACT-Gruppe für Veteranen mit chronischen Schmerzen einen ehemaligen Basketballer. Er hatte eine schwere Verletzung davongetragen, infolge derer er von der Brust abwärts gelähmt war. Für ihn bedeutete die eingeschränkte Beweglichkeit ein ziemlich signifikantes externes Hindernis für viele der engagierten Handlungen, in die er sich gerne einbringen wollte. Was er nichts lieber als alles andere auf der Welt wollte, war Basketball spielen, doch das war schlichtweg nicht möglich. So mussten wir kreativ werden.

Wir gingen alle Facetten durch, die mit Basketball zu tun hatten und für ihn eine Rolle spielen könnten (war es das Kräftemessen, das Strategische, die Teamzugehörigkeit, die körperliche Aktivität?). Zum Ende unserer gemeinsamen Zeit verbrachte er nicht länger den Großteil seiner Zeit allein zu Hause in seinem Rollstuhl, verzweifelt und sich nach einem ganz anderen Leben sehnend, sondern war zu einem beliebten Basketballtrainer geworden. Wichtig zu sagen, dass das nicht seine Schmerzen auslöschte (sowohl körperlich als auch emotional). Im Gegenteil, er musste die Dosis seiner Schmerzmittel etwas reduzieren, um klarer denken zu können, was seine körperlichen Schmerzen sogar etwas verschlimmerte. Und es war auch für ihn emotional ziemlich schmerzhaft, am Spielfeldrand zu sitzen und die anderen auf dem Spielfeld dabei zu beobachten, wie sie das taten, wozu er nicht mehr in der Lage war. Doch nichts davon war so schmerzhaft, wie zu Hause zu sitzen und nichts mit niemandem zu machen. Und er gewann die Freude zurück, sich wieder auf dem Spielfeld zu befinden.

Hindernisse inkognito

Manchmal sind äußere Hindernisse aber auch getarnte, sehr unerwünschte innere Hindernisse. Ich hatte zum Beispiel immer Probleme mit Sport. Sport war nie etwas, was ich wirklich gerne machte und ich tat mich immer sehr schwer mit allen Handlungen, die auch nur sportähnlich waren. Und Teufel noch eins, ich hatte eine Menge »externer Hindernisse« zu reklamieren: »Ich habe keine Zeit, es ist zu dunkel, es ist zu sonnig, es ist zu spät, es ist zu früh, es ist zu heiß, es ist zu kalt, ich brauche neue Turnschuhe, ich bin doch nicht auf der Flucht …« – die Liste ließe sich beliebig weiterführen. Doch um die Wahrheit zu sagen, bestand das wahre Hindernis aus meiner *Apathie* – ich habe mich einfach nicht dafür interessiert.

Wenn etwas wirklich eine Rolle spielt, gibt es für echte Hindernisse kreative Lösungen. In meinem Fall bildeten meine Gedanken (wie »Ich habe keine Zeit«) und Gefühle (wie Apathie) meine Hindernisse, und diese waren schwer zu umgehen, weil ich mit keinem Aspekt jeglichen sportlichen Trainings so auf Tuchfühlung war, dass er für mich *wirklich* eine Rolle spielte. Das Trainieren fühlte sich wie etwas an, was ich tun *sollte*, nicht etwas, was ich freiwillig aus einem Werteaspekt heraus gewählt hatte.

Doch eines Tages, als ich mit meinem Mann auf dem Sofa saß, hatte ich meinen Aha-Moment. Mein Mann gehört zu den Glücklichen, die essen können, was sie wollen und dabei aussehen, als seien sie gut im Training (zu diesem Teil von ihm pflege ich eine Art Hassliebe – ich schaue ihn gerne an, aber mit einem Blick, der nicht eifersüchtiger sein könnte, weil er es so leicht hat mit seinem Aussehen). In Wirklichkeit ist er meistens ein Couchpotato. Dies war der Moment, in dem Sport für mich wirklich eine Bedeutung bekam: Ich dachte: »Meine Kinder können unmöglich mit zwei faulen Eltern heranwachsen.« Mir wurde klar, dass die körperliche Aktivität meinen Kindern zuliebe das fehlende Puzzleteil in meinem Wertepuzzle war.

Verstehen Sie mich nicht falsch, ich fing jetzt nicht etwa damit an, täglich um fünf Uhr nachmittags das Fitnessstudio aufzusuchen und an Bodybuilding-Wettbewerben teilzunehmen. Doch ich begann mit Walken, Joggen und regelmäßigerem Yoga. Sport mache ich noch immer nicht gerne und mein Verstand liefert mir »gute Gründe« dafür, warum ich es lassen sollte. Manchmal lasse ich mich von diesen Gründen auch beeinflussen, denn letztendlich sind wir alle nur Menschen. Doch mit etwas Selbstmitgefühl und einer starken Kontaktaufnahme zu meinen Werten (sowie jeweils eine Prise Bereitschaft und Defusion nach Bedarf), kriege ich wieder die Kurve.

Packen Sie's an: Hindernisse hin, Hindernisse her

In Ihrem Notizbuch:

- Notieren Sie eine engagierte Handlung, entweder eine aus Ihrem Vulkanhöhlenplan oder eine, mit der Sie gerne arbeiten würden.
- Schreiben Sie ein äußeres Hindernis auf, auf das Sie gestoßen sind, oder stellen sich eines vor, dem Sie wahrscheinlich begegnen könnten, wenn Sie sich zu der engagierten Handlung entschließen würden.
- Notieren Sie, wenn die äußeren Hindernisse in Wirklichkeit getarnte unerwünschte innere Erfahrungen sind (diese erscheinen oft in Form von Entschuldigungen, Gründen, Rationalisierungen und Rechtfertigungen).

- Behalten Sie Ihr »Warum« im Blick: Nehmen Sie wieder Kontakt zu den Werten auf, die Ihren Wunsch nach dieser engagierten Handlung leiten. Bedenken Sie, dass Sie nicht weiterkommen könnten, wenn Sie sich mit den »falschen« Werten verbinden. Ich meine damit, dass Ihre Werte auf jeden Fall echt und für Sie persönlich sehr wichtig sein sollen – sie sind nicht etwas, von dem Sie denken, es »sollte« für Sie Priorität haben.
- Überlegen Sie sich kreative Ausweichmöglichkeiten (wenn Sie nicht weiterkommen, dann springen Sie als Hilfe zum Beispiel nach unten).
- Notieren Sie die »Ja, aber«-Gedanken, die während Ihrer Zusammenstellung der Ausweichmöglichkeiten auftauchen, dann verbinden Sie sich wieder mit Ihren Werten und halten erneut nach Ausweichmöglichkeiten Ausschau.
- Notieren Sie auch andere Gedanken wie »Das zählt nicht«, die aufkommen, wenn eine Ausweichmöglichkeit nicht in Ihren ursprünglichen Plan der engagierten Handlung passt. Die Fusion mit »Es zählt nicht«, »Es ist nicht dasselbe« oder »Es ist nicht gut genug« führt zu undurchführbaren Handlungen.

Hier ein Beispiel: Ihre engagierte Handlung besteht darin, dass Sie wieder die Hochschule besuchen möchten, um einen Master in Bildender Kunst abzulegen. Das Hindernis besteht darin, dass Sie sich die Studiengebühren für das einzige Angebot in der Nähe nicht leisten können. Der Werte-Bereich ist Erziehung und Entwicklung. Die Werte sind Geschicklichkeit, Kreativität und Herausforderung. Kreative Ausweichmöglichkeiten könnten sein, eine andere Studienmöglichkeit ausfindig zu machen, selbst wenn das bedeutet, pendeln oder umziehen zu müssen. Ist das wegen familiärer Verpflichtungen nicht möglich (oder wegen anderer echter äußerer Hindernisse), dann fassen Sie vielleicht einen Online-Studiengang ins Auge. Und wenn das noch immer zu teuer ist, dann geben Sie die Idee des Masters auf und suchen sich einen freien Künstlertreff in der Nähe, wo Sie von Gleichgesinnten lernen und sich mit ihnen austauschen können. Auf diese Weise könnten Sie auch andere kostengünstige Angebote für Ateliers, in denen Sie Ihre Fähigkeiten verbessern können, für Portfolio-Wettbewerbe, Bildungs-Podcasts, das Social-Media-Profil eines Künstlers, den Sie mögen, und so weiter entdecken.

Sobald Ihre Leitlinien aus Werten bestehen, ist die spezifische Handlung im Grunde weniger ausschlaggebend. Normalerweise gibt es eine Vielzahl an Möglichkeiten, die Werte anzuerkennen, solange Sie die Bereitschaft haben, kreativ zu sein und Ihren ursprünglichen Plan halbwegs beizubehalten (und das gewünschte Ergebnis – wie schon in Kapitel 5, S. 87, besprochen).

Problemlösung

Wir sprechen jetzt hier über eine tatsächlich grundlegende Problemlösung.[124] Wie können Sie eine selbstbestimmte Hürdenspringerin werden, wenn Sie vor der engagierten Handlung auf eine Barriere stoßen oder auf irgendein anderes Problem oder Dilemma, das sich darauf bezieht? Nutzen Sie die folgende Leitlinie, die Ihnen dabei hilft, Ihre Möglichkeiten zur Überwindung äußerer Hindernisse zu erkennen und einzuschätzen (und schreiben Sie es auf, statt gedankliches Pingpong zu spielen.)

Probieren Sie's aus: Selbstbestimmte Hürdenspringerin

Arbeiten Sie in Ihrem Notizbuch das Folgende aus (oder benutzen Sie das Arbeitsblatt, S. 214).

- Komplikation: Benennen Sie das zu lösende Problem oder das zu überwindende Hindernis.
- Option: Überlegen Sie sich kreative Möglichkeiten oder Alternativen.
- Auswahl: Wählen Sie eine Option und probieren Sie sie aus.
- Bewerten: Bewerten Sie, wie es gelaufen ist.
- Wiederholung: Wählen Sie bei Bedarf eine neue Option.

Beispiel:

- Komplikation: ständiger Streit mit dem Partner/der Partnerin
- Option: abbrechen, nichts tun, kommunizieren, Paartherapie
- Auswahl: kommunizieren
- Bewerten: half anfangs, dann war alles wie vorher
- Wiederholung: Versuche als Nächstes die Paartherapie und bewerte in sechs Monaten neu.

Wenn Sie durch Ihr Leben mit seinen vielen Herausforderungen steuern – inklusive der Probleme, die einer Lösung bedürfen –, werden Ihre eigene Geschichte, Ihre Sorgen, Ihre Innere Kritikerin, Ihre Rüstungsüberzeugungen und die damit korrespondierenden Gefühle, Empfindungen und Verlangen getriggert. Keine Therapie und keine Kompetenz, über die Sie in diesem oder jedem anderen Buch lesen, wird unangenehme innere Empfindungen davon abhalten, wie nervige neugierige Nachbarn uneingeladen aufzutauchen. Denken Sie nur daran, dass Gedanken und Gefühle nicht selbst die Probleme sind. Natürlich, sie sind unangenehm. Doch unsere Reaktion auf ihr plötzliches Hereinplatzen (mit psychischer Flexibilität bzw. Inflexibilität) ist es, die das selbstbestimmte Leben ausmacht.

Pläne locker verfolgen

Hannibal Smith vom *A-Team* und ich lieben es beide, wenn ein Plan funktioniert. Doch wenn es eines gibt, was uns Hindernisse über Pläne verraten – Moment, es sind drei Dinge, die uns Hindernisse über Pläne verraten – dann ist es Folgendes:

Pläne sollten

- locker verfolgt,
- flexibel angewendet und
- nicht als Ersatz für eine *im jeweiligen Moment* wertgeschätzte Wahl verwendet werden.

In anderen Worten: Lassen Sie nicht zu, dass Ihr Plan Ihnen die Sicht auf Ihr erstes und einziges Ziel versperrt, nämlich mehr psychische Flexibilität aufzubauen. Nahezu jeder Moment bietet täglich eine Gelegenheit, sich dafür zu entscheiden, voll und ganz offen und präsent zu sein und das Ich zu sein, das Sie sein möchten. Ein Plan ist wie eine gute Landkarte, mit der sie zu einer neuen, unbekannten Reise aufbrechen. Doch wenn Sie Ihren guten alten ADAC-Autoatlas (ein auf altmodische Art gebundenes Buch mit Landkarten, die es vor den Zeiten von GPS gab – wenn Sie mir das nicht abnehmen, dann können Sie vielleicht eines im Museum für Frühgeschichte besichtigen) verlieren oder auf einen umgestürzten Baum oder eine fehlende Brücke stoßen, *dann besitzen Sie noch immer alles, was Sie brauchen, um Ihre Reise fortzusetzen.*

Darüber hinaus haben wir viel Zeit damit verbracht, über die Macht der Präsenz zu sprechen, deshalb mag es jetzt etwas verwirrend erscheinen, wenn wir über Pläne sprechen. Pläne sind per Definition auf die Zukunft gerichtet. Zukunftsorientierte Pläne haben nichts grundlegend »Schlechtes« an sich. Doch wenn sie sich in Wohlgefallen auflösen, müssen wir dennoch weitermachen. Wie oft haben Sie zum Beispiel einen guten Vorsatz zum neuen Jahr gefasst oder sich für den nächsten Montag etwas fest vorgenommen, nur um wieder zu scheitern? Und dann gleich nochmal zu scheitern? Für unsere Zwecke ist Ihr Vulkanhöhlenplan mehr als eine Ideensammlung zur Orientierungshilfe – die engagierte Handlung entsteht durch das Ich, das Sie in genau diesem Moment sein möchten. Und im nächsten. Und in dem danach, bis es gelingt.

Packen Sie's an: Der Leuchtturm

Nehmen wir uns eine Minute Zeit für eine Metapher, die uns dabei helfen wird, einige der bereits in gewisser Hinsicht besprochenen Konzepte zusammenzubringen, und die die Punkte auf der Seite Ihrer eigenen persönlichen Erfahrung miteinander in Verbindung setzt.

Stellen Sie sich vor, Sie sind ein Schiff auf der Reise durch Ihre Lebenszeit, wenden in die Richtungen, die Ihnen etwas bedeuten, navigieren vielleicht in Richtung eines wichtigen Ziels. Plötzlich finden Sie sich in dickem Nebel wieder und können nicht länger erkennen, wohin die Reise geht. Aus Angst, mit einem anderen Schiff zu kollidieren oder in einen Anlegesteg zu krachen, werfen Sie den Anker aus und warten darauf, dass der Nebel sich verzieht. Sie warten und warten, aber es sieht so aus, als sei der Nebel gekommen, um zu bleiben. Wie lange wollen Sie vor Anker bleiben und Ihre Lebensweise unterbrechen?

Glücklicherweise gibt es eine Möglichkeit weiterzusegeln, selbst wenn sich der Nebel niemals lichtet. Der Leuchtturm. Der Leuchtturm spendet das Geschenk des Lichts, ein helles Signalfeuer, das die Seestraße durch den Nebel hindurch beleuchtet, sodass Sie den Anker lichten und sich wieder auf den Weg machen können, egal, wie dicht der Nebel ist.

Denken Sie in Ihrem Notizbuch über Ihren ausgeworfenen Anker nach:

- Welche Hindernisse verursachen Ihren Nebel (»Ich werde es machen, wenn«-Aussagen und andere Gedanken, Gefühle, Verlangen und Empfindungen)?
- Wie lange warten Sie schon darauf, sich weiterzubewegen? Seien Sie konkret – sind es Monate oder Jahre?
- Auf welche Weise hat Ihr Anker Sie heruntergezogen und dazu geführt, dass Sie all das verpassten, nach dem Sie sich schon so lange sehnen?
- Wie hat Sie das Ankern daran gehindert, den Zauber zu entdecken, der beim Fortführen der Reise warten könnte?
- Überlegen Sie, inwieweit Ihre Werte Ihre Seestraße beleuchten könnten, sodass Sie in Richtung des Lebens segeln könnten, das Sie sich wünschen, egal wie langsam, obwohl Angst, Sorgen, Zweifel und Furcht Sie umfangen. Können Sie das Licht als Ihre Rettung vor dem Anker werten?

Zum Mitnehmen

Engagierte Handlung bedeutet, etwas in die Tat umzusetzen. Wenn sich äußere Hindernisse in den Weg stellen, können Sie sich wieder mit ihren Werten verbinden und kreative Wege finden, um umsetzbare Alternativen zu entwickeln. Und wenn sich innere Hindernisse zeigen, rufen Sie sowohl die Macht der Achtsamkeit hervor als auch Ihre Truppe. Mit Defusions-Girl, Bereitschafts-Woman und Selbstmitgefühls-Sister bekämpfen Sie die Superschurkin Y'Chwer de Esmach Enwen und Ihren Zementmischer aus Gründen, Rationalisierungen und Rechtfertigungen.

Kapitel 10 – Leidenschaftlich leben: das Finale

Zwei Mächte gibt es in der Welt: die eine ist das Schwert und die andere der Stift. Doch es gibt noch eine dritte, die stärker ist als beide: die der Frauen.

Malala Yousafzai

Sie haben es geschafft! Neun Kapitel haben Sie hinter sich, eines kommt noch. Dieses letzte Kapitel präsentiert Ihnen eine Zusammenfassung dessen, was Sie bis hierhin gelernt haben und erweckt diese Konzepte durch die persönlichen Geschichten von fünf leidenschaftlichen Frauen, die über die ACT selbstbestimmter wurden, zum Leben.

Meine Hoffnung ist, dass Sie diese intimen Schilderungen von Wachstum, Verletzlichkeit und Stärke dazu inspirieren, bei der Sache zu bleiben, wenn Sie Ihre eigene ACT-Reise antreten. Am Schluss finden Sie noch spezielle Vorschläge dazu, wie Sie damit fortfahren können, die selbstbestimmenden Komponenten der ACT auszuüben.

Wenn Sie bis hierhin mitgemacht haben, dann lassen Sie mich Ihnen sagen, dass ich mich zutiefst geehrt fühle, dass Sie sich mir auf einem Teil Ihrer Reise anvertraut haben und ich hoffe sehr, dass Ihnen das Lesen (und Ausüben) wertvoll erschien.

Vermeidung, Akzeptanz und psychische Flexibilität

Wir waren ängstlich, aber unsere Angst war nicht so stark wie unser Mut.

Malala Yousafzai

Emotionale und körperliche Schmerzen können eine hilfreiche Informationsquelle darstellen, insbesondere, weil sie die Aufmerksamkeit auf das lenken, was für uns wirklich zählt, und sie uns dazu zwingen, auf eine mit unseren Werten vereinbare Weise zu handeln. Die Sorge um das Wohlergehen unsere Lieben zeigt, dass uns diese in unserem Leben wichtigen Menschen am Herzen liegen und diese Sorge motiviert uns dazu, uns um sie zu kümmern. Und dennoch trachten wir danach, zu vermeiden, zu fliehen oder kontrollieren zu wollen, wenn innere Empfindungen intensiv und unangenehm sind. Die Strategien, die wir dann anwenden – situative oder zwischenmenschliche Vermeidung, Prokrastination und Substanzmissbrauch –, »funktionieren« kurzfristig, indem sie uns eine gewisse Erleichterung verschaffen. Auf lange Sicht indes bleiben wir auf diese Weise stecken. Diese Strategien »fixieren« das Unbehagen nicht auf dauerhafte Weise und distanzieren uns sogar üblicherweise noch weiter von dem Leben, das wir uns wünschen. Das, dem wir widerstehen, bleibt bestehen und diese Abwehr verursacht Leid. Ein Mensch zu sein bedeutet auch, Schmerzen zu kennen – das steht fest. Doch das Leiden, das mit der Abwehr gegen den Schmerz einhergeht, ist optional.

Als Alternative zu dieser Abwehr können wir Akzeptanz wählen. Wir können, was auch immer geschieht zulassen und einfach präsent sein. Vielleicht mögen wir es nicht *und* wir können uns öffnen und ihm ein wenig Raum gewähren. Wenn wir dies tun, mit der Absicht, das zu tun, was wirklich für uns zählt, dann sind wir psychisch flexibel. Psychische Flexibilität gilt als ein starkes Anzeichen menschlichen Wohlbefindens und ihre Entwicklung ist das letztliche Ziel der ACT.

Lassen Sie uns nun einmal eine Geschichte über die Kraft der Bereitschaft als Alternative zur Vermeidung lesen.

Annes Geschichte

Als ich zu meiner allerersten ACT-Übung ging, versteckte ich mich wie damals im Klassenzimmer ganz hinten und hoffte, nie aufgerufen, etwas gefragt oder gesehen zu werden. Die Vorstellung, im Mittelpunkt zu stehen, war für mich bisweilen furchteinflößend.

Im Laufe der Jahre, in denen ich ACT ausübe, hat sich das dankenswerterweise geändert. Ich begann, andere Workshops und Tagungen zu besuchen und erinnere mich sehr gut, wie ich in einen von zwei unglaublichen ACT-Trainerinnen geleiteten Workshop ging und mir selbst verordnete: »Sitz ganz vorne – sei mutig.«

Neun Jahre später habe ich mir diesen Mut zum Begleiter gemacht. In den letzten anderthalb Jahren, seit ich einer professionellen Frauengruppe beigetreten bin, hat meine Bereitschaft, Fragen zu stellen, vor anderen zu sprechen und sichtbar zu sein, erheblich zugenommen. Ich habe Dinge getan, die ich vor zehn Jahren nicht für möglich gehalten hätte. Dafür ist die ACT sowohl im Persönlichen als auch im Professionellen von wesentlicher Bedeutung, und die Frauen aus meiner Gemeinschaft spielen dabei eine zentrale Rolle. Für all die Lehren, die Freundschaft und Gemeinschaft, denen ich bisher auf dieser Reise begegnen durfte, bin ich zutiefst dankbar.

Kontinuierliche Bereitschaftsübung

Probieren Sie einige der folgenden Punkte aus, um mit Ihrer Übung zur Bereitschaft fortzufahren:

- **Falten Sie die Hände und lösen Sie sie wieder.** Falten Sie die Hände zuerst so, wie es natürlich für Sie ist und Sie es gewöhnt sind. Nehmen Sie die Empfindung wahr, ohne sie beeinflussen zu wollen. Dann falten Sie die Hände auf die andere, sich etwas seltsam anfühlende Weise. Nehmen Sie die Empfindung wahr und üben Sie das sich Öffnen und Zulassen. Machen Sie dasselbe mit überschlagenen

Beinen, zuerst auf die sich für Sie natürlich anfühlende Weise, dann auf die sich etwas seltsam anfühlende. Beobachten Sie und lassen Sie zu, ohne irgendetwas zu tun, um sich zu widersetzen oder zu vermeiden. Legen Sie Ihre Aufmerksamkeit vor allem auf das Bedürfnis, wieder zu der sich natürlich anfühlenden Weise zurückkehren zu wollen. Nehmen Sie wahr, dass Sie dieses Bedürfnis verspüren, und entscheiden Sie sich, dem nicht nachzugeben.

- **Tragen Sie Ihren Schmuck am falschen Arm.** Nehmen Sie das Gefühl wahr, das Ihre Uhr, Ihr Armband oder Ihre Ringe dort verursachen, wo Sie sie üblicherweise tragen. Dann wechseln Sie – legen Sie Ihre Uhr am rechten Arm um, wenn Sie sie sonst links tragen und so weiter. Nehmen Sie wahr, wie sich das anfühlt. Widerstehen Sie dem Drang herumzuzappeln. Nehmen Sie das Bedürfnis wahr, wieder zurückzutauschen und lassen Sie die Dinge einfach so sein. Nehmen Sie wahr, ob Sie zu irgendeiner Zeit nicht mehr daran denken, je länger es dauert.
- **Üben Sie Routinen in ungewöhnlicher Reihenfolge aus.** Für die meisten Dinge, die Sie regelmäßig ausführen, haben Sie vermutlich schon so eine Art Ritual entwickelt. So steigen Sie zum Beispiel jedes Mal, wenn Sie sich anziehen, immer mit demselben Bein zuerst in die Hose. Beim Zähneputzen ist die Reihenfolge von oben, unten, links und rechts wahrscheinlich auch immer dieselbe. Nehmen Sie Ihre Rituale und Routinen wahr und ändern Sie sie in der Reihenfolge. Wenn Sie üblicherweise unter der Dusche erst die Haare shampoonieren, bevor Sie den Körper waschen, drehen Sie die Reihenfolge um. Nehmen Sie das Gefühl wahr, merkwürdig oder ungeschickt zu sein, öffnen Sie sich dem und lassen Sie die Empfindung zu, ohne etwas zu unternehmen, um dieses unangenehme Gefühl zu ändern oder abzustellen.
- **Schauen Sie einen Gruselfilm.** Halten Sie die Augen offen. Atmen Sie. Wenn ein Schockmoment kommt, nehmen Sie die Empfindung in Ihrem Körper wahr – ein rasendes Herz, eine beschleunigte Atemfrequenz – und lassen Sie Ihre körperlichen Reaktionen voll und widerstandslos zu. Denken Sie daran, dies ist nur ein fiktiver Film, also ist dies eine sichere Übung, um eine intensive emotionale und körperliche Erfahrung auf neue Weise in Verbindung zu setzen.

- **Schauen Sie traurige Videos.** Suchen Sie bei YouTube nach Clips von traurigen Filmen (*Marley & Ich, Freundinnen, Zeit der Zärtlichkeit* – okay, ich weiß, dass ich mich damit älter mache, aber seit ich Kinder habe, habe ich kaum noch Filme gesehen, die nicht animiert sind. Wenn Sie jünger und hipper sind als ich, dann schauen Sie sich das traurige Zeug dieses Jahrtausends an. Und wenn Sie einen traurigen Kinderfilm suchen, dann versuchen Sie es mit *Oben* oder *Dumbo*). Verknüpfen Sie sich beim Schauen mit Ihrem Empfinden und seien Sie ihm gegenüber offen. Nehmen Sie jeden Wunsch, Ihre Gefühle zu unterdrücken oder nicht mehr zu weinen, wahr und versuchen Sie, ob Sie es geschehen lassen und einfach nur fühlen können.
- **Fahren Sie Achterbahn oder ein anderes aufregendes Fahrgeschäft.** Halten Sie Ihre Augen offen. Versuchen Sie, Ihre Arme in die Luft zu reißen. Probieren Sie aus, ob Sie auf offene und intensive Weise Kontakt zu Ihrem inneren Empfinden aufnehmen können. Denken Sie daran, dass dies eine 90-Sekunden-Freizeiterfahrung ist, damit ist es eine gefahrlose Übung, um sich mit Ihren Gedanken und Gefühlen auf neue Weise zu verknüpfen.

Werte, engagierte Handlungen und Hindernisse

Sag mir, was planst du, mit deinem wilden
und kostbaren Leben anzufangen?

Mary Oliver

Werte sind das Herz eines selbstbestimmten Lebens – das Ich, das Sie sein möchten. Sie sind es, um was es uns geht, was uns zutiefst am Herzen liegt und wofür wir stehen wollen. Wenn Werte die Wanderkarte und der Kompass sind, dann sind engagierte Handlungen die Schritte, die wir körperlich, mit unseren eigenen Füßen, auf dem Wanderweg machen.

Engagierte Handlungen sind das, was wir tun, Werte sind das, wie wir es tun. Ob es um große Lebensveränderungen geht – so wie der Entschluss, sich scheiden zu lassen oder einen Hochschulabschluss zu machen – oder um kleinere Schritte *in diesem einen Augenblick* – so wie dem Partner wirklich zuzuhören, statt nur darauf zu warten, endlich selber reden zu können, oder die Treppe statt des Aufzugs zu nehmen – das Engagement in ein wertebasiertes Leben schafft mehr Bedeutung, Lebendigkeit und Macht.

Ein wertebasiertes Leben bringt aber auch Schmerz mit sich, eben *weil* es um das geht, was uns wichtig ist. Wenn es Ihnen nichts bedeuten würde, was Ihre Kollegen von Ihnen halten, dann wären Sie bei der Präsentation vor ihnen nicht nervös. Doch wenn Ihnen wichtig ist, eine Stimme oder Mut zu haben oder die Wissensverbreitung für Sie zählt, dann ist es die Sache wert.

Wenn wir von unseren Gedanken gefangen sind und uns wieder auf die Erlebensvermeidung zurückziehen, können auftretende Furcht, Selbstzweifel und verhängnisvolle Prophezeiungen zu Hindernissen für engagiertes Handeln werden. Wir müssen uns dann wieder und wieder zugunsten von wertebasierten Handlungen auf unseren ACT-Prozess zurückbesinnen.

Lassen Sie uns nun die Geschichte einer Frau über die Kraft der Werte und der Bereitschaft im Angesicht innerer Hindernisse lesen.

Bridgets Geschichte

Schon mein ganzes Leben lang hatte ich davor Angst, den Erwartungen nicht gerecht zu werden. Meistens führte das dazu, dass ich es vermied, irgendetwas zu tun, in dem ich möglicherweise nicht gut war, und mich nahezu verzweifelt akribisch auf Dinge vorbereitete.

Als ich mit der Graduate School begann und ACT kennenlernte, verlieh mir das auf einmal die Freiheit, mich eher für Handlungen zu entscheiden, die auf dem basieren, was mir am wichtigsten ist, und nicht auf dem, was ich glaubte, dass es von mir erwartet wurde. Ich musste Gefühlen wie Furcht und Selbstzweifel, die mich auf diesem Weg begleiteten, einen Platz einräumen, doch ich lernte, dass Unbehagen mir eine werthaltige Information über das vermittelt, was in meinem Leben wirklich von Bedeutung ist. Das nutzte ich als flexible Leitlinie, um wertbasierte Handlungen zu wählen und fand heraus, dass Intention und Qualität meiner Handlungen eine sehr viel bessere Messlatte für den Erfolg sind als die Erfolge oder Meinungen anderer.

Nun verfolge ich einen beruflichen Weg, dem ich große Leidenschaft entgegenbringe. Einen, in dem ich täglich Zeugin von innewohnendem Mut und menschlicher Weisheit werden darf.

Kontinuierliche Übungen für wertebasierte engagierte Handlungen

Probieren Sie einige der folgenden Punkte aus, um mit Ihrer Übung mit wertegesteuerten engagierten Handlungen fortzufahren:

- **Legen Sie ein tägliches Vorhaben fest.** Wählen Sie eine Woche aus, während der Sie jeden Morgen nach dem Erwachen ein anderes Vorhaben für den Tag festlegen. Dieses Vorhaben entspricht einem wichtigen Wert, den Sie an diesem ganzen Tag, auf welche Weise auch immer, verkörpern möchten. Sie könnten zum Beispiel am

Montag aufwachen und sich vornehmen, an diesem Tag Dankbarkeit zu verkörpern. Am Dienstag könnte es Aufmerksamkeit sein. Mittwoch vielleicht Wissbegierde und so weiter.

- **Verpassen Sie sich selbst ein vorübergehendes Tattoo.** Lassen Sie es einen Wert oder eine engagierte Handlung repräsentieren, an der Sie arbeiten wollen. Sie könnten zum Beispiel »Mut« auf die Innenseite Ihres Handgelenks schreiben, wenn Sie mutige Handlungen planen oder Sie könnten ein Herz auf Ihren Knöchel malen, wenn Sie Liebe annehmen und bereit dazu sein möchten, Zuneigung zu zeigen.
- **Legen Sie sich einen Talisman zu.** Wählen Sie ein kleines Objekt aus, das eine innere Empfindung repräsentiert, die normalerweise ein Hindernis für eine engagierte Handlung darstellt. Sie könnten zum Beispiel einen Schlüsselanhänger in Form von Pimpel, dem schüchternen Zwerg aus dem Disneyfilm Schneewittchen auswählen, der Ihre sozialen Ängste repräsentiert, oder einen Briefbeschwerer, der für Schwere oder Apathie steht. Stecken Sie ihn in Ihre Tasche und laufen Sie damit umher, stecken Sie ihn an Ihren Sicherheitsgurt oder den Fahrersitz im Auto und fahren Sie damit herum oder legen Sie ihn unter Ihr Kopfkissen und schlafen Sie damit. Nehmen Sie wahr, wie Sie Ihre Hände, Füße und Ihren Mund auf wertebasierte Weise bewegen, wenn Sie das Möchtegern-Hindernis mit sich führen.
- **Entwerfen Sie Ihren Nachruf.** Überlegen Sie, wie es sich in Ihrem Nachruf widerspiegeln würde, wenn Sie eine Kreuzung erreichten, die Sie vor die Wahl zwischen dem bequemen, gewohnten Pfad versus dem unsicheren, weniger bequemen Weg stellte: »Hier liegt Jane, Couchpotato und Keksliebhaberin« versus »Hier liegt Jane, aktive, abenteuerlustige Vorbild-Mama«. Fragen Sie sich selbst »Wofür will ich stehen?«
- **Entwerfen Sie Ihr persönliches Motto.** Lassen Sie Ihr persönliches Motto, das auf dem Ich, das Sie sein möchten, basiert, Ihren Tagesablauf bestimmen. Wenn Ihr Motto beispielsweise lautet »Work hard, play hard«, dann können Sie die Hälfte des Tages damit verbringen, im Büro richtig ranzuklotzen und die andere Hälfte damit, mit Ihren Freunden Spaß zu haben.

Achtsamkeit, Defusion und das Selbst

Man kann den höchsten Berg
Schritt für Schritt überwinden.

Barbara Walters

Wir entwickeln psychische Flexibilität, indem wir (1.) Achtsamkeit praktizieren – gezielte, nicht wertende, flexible Aufmerksamkeit für das, was in diesem einen Moment inner- und außerhalb unseres Körpers vorhanden ist –, was einen Raum schafft (2.) für die Akzeptanz von Gefühlen und Empfindungen und (3.) für Defusion – die teilnahmslose Betrachtung von Gedanken und eigenen Geschichten aus der (4.) Perspektive eines Selbst, das zwar Gedanken hat, von diesen jedoch getrennt ist (wir sind nicht unsere Gedanken), was (5.) unsere im Autopilotmodus getroffenen Fehlreaktionen durch die Freiheit ersetzt, bewusste, wohlüberlegte, wertebasierte Entscheidungen zu treffen.

Wir mögen zum Teil für psychische Inflexibilität anfällig sein, wenn Grundüberzeugungen, Glaubenssätze oder Geschichten über uns selbst – die wir während unserer Kindheit und Jugend zum Zweck entwickelt haben, unseren frühen Erfahrungen Sinn zu verleihen ausgelöst werden. Das liegt daran, dass diese langjährigen Überzeugungen dazu tendieren, sich mit altgedientem Verhalten zu vereinen, das sich in der Jugend einst zum Schutz entwickelte, in den wenigsten Fällen aber auch noch im Erwachsenenalter eine Schutzfunktion bieten kann. Wir können noch immer achtsam auf unsere Denkmuster und die damit assoziierten Bedürfnisse blicken, dann defundieren (indem wir einen Schritt zurücktreten und unsere Gedanken betrachten oder Ihnen ihre Autorität durch Albernheiten nehmen), akzeptieren und uns für wertebasierte Handlungen entscheiden.

ACT-Prozesse können Sie dazu ermächtigen, ein erfülltes Leben zu führen – selbst nach einer langen Historie von Misshandlung und Depression, so wie es Victoria gelang.

Victorias Geschichte

Meine erste Phase mit lähmenden Depressionen erlebte ich mit siebzehn, in meinem ersten Jahr an der Universität. Das Studium selbst betreffend war alles gut, doch das neue Land und die völlig ungewohnte Umgebung waren für mich extrem stressig. Erstmals fühlte ich mich vom Stress vollkommen überwältigt, was mich angesichts meines Backgrounds, in dem schwerer Missbrauch eine Rolle spielte, sehr überraschte.

Über die nächsten etwa 35 Jahre entwickelte sich ein Muster. Nach stressigen Ereignissen, wie beispielsweise einem Umzug, machte ich stets eine schwierige zweijährige Phase durch, bevor ich mich aus meinem Schneckenhaus traute. Ich war zwar weiterhin ehrgeizig und drückte mich selten vor beruflichen Verpflichtungen oder Meetings, dabei befand ich mich jedoch meistens in einer Art Überlebensmodus, in dem ich den Schein wahrte, obwohl ich innerlich wie erstarrt war.

ACT half mir zunächst sehr, mich als normalen Menschen ohne beschämende Mängel zu akzeptieren. Die Achtsamkeitsübungen waren für mich von Anfang an extrem hilfreich, denn an diesem »einsamen« Ort fand ich Frieden, ungestört durch den Stress anderer menschlicher Wesen. Durch die Akzeptanz stellte ich fest, wie verängstigt ich war, wenn ich mit Menschen und Zusammenhängen konfrontiert wurde, die meine Ängste triggerten oder verschlimmerten. Durch engagiertes Handeln begann ich mit der schrittweisen Annährung an meine Grenzen, um sie zu überwinden. Manchmal machte ich Fehler, wie aggressiv statt durchsetzungsfähig zu sein, was meine alte Geschichte mit Scham wieder zum Vorschein brachte. Doch das half mir auch dabei, mir meine Werte und die Art Mensch, die ich sein möchte, vor Augen zu halten.

Ich kann nicht anders, als verblüfft darüber zu sein, wer ich heute bin. Heute erkenne ich sehr viel früher als zuvor, wenn andere mich mobben, und obwohl ich mir meiner inneren Ängste nach wie vor bewusst bin, bin ich jetzt viel besser dazu in der Lage, für mich selbst einzutreten. Ich suche mir meine Schlachten heute selber aus, sogar das ist eine Stärke, derer ich mir jetzt bewusst bin: Meistens verschwende ich keine Energie an unwichtige Auseinandersetzungen mit jemandem, der keinen wesentlichen Einfluss auf mein Leben hat.

Indem ich trainiere, innere Empfindungen »wahrzunehmen«, weiß ich jetzt viel besser, was mir Spaß macht, wie Rosen, Musik und bestimmte Düfte. Nun verfolge ich einen Lebensstil, in dem diese Genüsse vorkommen, statt meine ganze Zeit damit zu verbringen, dem Unheil auszuweichen. Ich bin mir meines Körpers bewusst und behandle ihn jetzt viel liebevoller mit Massagen, Düften, Kräutern und so weiter. Ich lebe nun ein erfüllteres Leben und habe seit zwölf Jahren keine depressive Phase mehr.

Kontinuierliche Achtsamkeits- und Defusionspraxis

Probieren Sie Folgendes, um Ihre Übung mit Achtsamkeit, Defusion, Selbst als Kontext und Selbstmitgefühl zu intensivieren:

- **Pusten Sie achtsam Seifenblasen.** Atmen Sie tief ein, atmen Sie langsam aus und betrachten Sie die Seifenblasen. Stellen Sie sich vor, eine sei ein Gedanke, treten Sie zurück und sehen Sie zu, wie sie schwebt und dann zerplatzt.
- **Pusten Sie eine Pusteblume (oder stellen Sie es sich vor).** Versichern Sie sich, dass es eine der voll entwickelten, weißen, fluffigen ist. Atmen Sie tief ein, atmen Sie langsam aus und betrachten Sie die fortschwebenden Samen, lassen Sie jeden von ihnen eine innere Empfindung repräsentieren. Treten Sie zurück und beobachten Sie.
- **Spielen Sie das Luftballonspiel.** Verwenden Sie dafür einen ganz normalen aufgeblasenen Luftballon, keinen heliumgefüllten. Lassen Sie ihn von Hand zu Hand hüpfen und spielen Sie »den Ballon nicht den Boden berühren lassen«. Versuchen Sie, sich über die Zukunft zu sorgen, lassen Sie bewusst ein paar Ihrer Was-wäre-wenn-Gedanken aufkommen, während Sie die ganze Zeit über den Ballon

hin und her bewegen, ohne dass er auf den Boden trifft. Versuchen Sie, über die Vergangenheit nachzugrübeln und rufen sie sich das Bedauern oder die Sorge um ein kürzlich erfolgtes Ereignis ins Gedächtnis, alles, während Sie den Ballon hin und her bewegen, ohne dass er auf den Boden trifft. Nehmen Sie wahr, dass Sie nicht in zwei Zeiten gleichzeitig sein können (zum Beispiel der Gegenwart und der Zukunft). Die aktive Beschäftigung mit dem Ballon holt Ihre Aufmerksamkeit wieder in die Gegenwart, wenn sie sich mit der Vergangenheit oder der Zukunft beschäftigt. Es geht nicht darum, schwierige Gefühle zu vermeiden, sondern darum, die Verschiebung zwischen Vergangenheit, Gegenwart und Zukunft zu erleben und die Aufmerksamkeit rechtzeitig auf die Gegenwart umzuleiten, wenn sie vorwärts oder rückwärts wandert.

- **Werden Sie sinnlich.** Wann immer möglich, beschäftigen Sie sich mit einem Ihrer Sinne – nehmen Sie wahr, was Sie riechen und dann nehmen Sie wahr, wer es ist, der es wahrnimmt. Wiederholen Sie dies mit Sehen, Hören und so weiter. Nehmen Sie genau jetzt wahr, was Sie lesen. Dann nehmen Sie wahr, wer es ist, der es sieht.
- **Wählen Sie sich in Ihre Momente ein.** Tauchen Sie in Ihre seligen Momente ein, wenn sie erscheinen. Nehmen Sie wahr und saugen Sie auf, was Sie sehen, hören, riechen, schmecken und fühlen. Machen Sie das Gleiche mit den Momenten, in denen Sie sich lebendiger fühlen. Nehmen Sie das gewisse Etwas wahr. Lenken Sie in Momenten, in denen Sie sich stark und fähig fühlen, Ihre Aufmerksamkeit auf das, was Sie tun, wie Sie es tun, wo Sie sind und mit wem Sie zusammen sind.
- **Machen Sie eine Selbstmitgefühl-Pause.**[125] Sagen Sie sich in Zeiten, in denen Sie leiden, so etwas wie: »Das schmerzt, ich bin nicht allein, ich will geduldig und stark sein und durchhalten.« Sie können für noch mehr Wärme und Fürsorge Ihr Gesicht in Ihre Hände schmiegen, so wie Sie es vielleicht auch mit einem geliebten Kind täten, oder eine Hand auf Ihr Herz legen (Haut auf Haut ist am tröstlichsten).

Letztlich leidenschaftlich leben

Das Leben misst sich nicht an der Anzahl der Atemzüge, die du tust, sondern an den Momenten, die dir den Atem rauben.

Maya Angelou

Sie wissen, dass die Angst ein großer Fan von Fragen ist? Meistens der Was-wäre-wenn-Sorte? Nun, ich möchte Ihnen (und Ihren Ängsten, denn auch für sie haben wir jetzt den Raum) gerne ein paar andere Fragen an die Hand geben, die Ihnen dabei helfen könnten, leidenschaftlich und flexibel zu leben, indem Sie Ihr neu erworbenes ACT-Wissen zum Leben erwecken.

- Wer ist genau in diesem Moment das Ich, das ich sein möchte?
- Wird es mir für das Ich, das ich sein möchte, helfen, meinem Verstand (Gedanken, meinen Geschichten, Inneren Kritikerin, Erinnerungen und so weiter) zu lauschen? Wird es mich dem Leben, nach dem ich strebe, näher bringen?
- Welche bedeutenden Momente werde ich vermissen, wenn ich hier, in meiner Komfortzone verwurzelt, verharre?
- Was bringt es mir, wenn ich meine ungewollten Gefühle entscheiden lasse? Was kostet es mich?

Und hier noch eine als Zugabe, die jeden grundlegenden ACT-Prozess für den Aufbau psychischer Flexibilität nutzt:

- Sind Sie bereit – mit dem Wissen, nicht Ihre inneren Empfindungen zu sein (Selbst als Kontext) – von Ihren Gedanken zurückzutreten (Defusion) und Ihre Gefühle ganz zuzulassen, ohne Gegenwehr (Akzeptanz), so wie sie sind, ohne Wertung, genau in diesem Moment (Achtsamkeit) und das zu tun, was Ihnen wichtig ist (Bereitschaft), auf eine Weise, die das Ich, das Sie sein möchten, repräsentiert (Werte)?

Lassen Sie uns nun Emily und ihre Geschichte vom leidenschaftlichen Leben lesen und ihre eigenen Fragen zur Wahl der flexiblen Anwendung.

Emilys Geschichte

Die Anwendung der ACT habe ich am effektivsten durch das Zusammensein mit meinen Kindern gelernt. Meine Dreijährige war bislang meine beste Lehrerin. Sie ist, wie viele Kleinkinder, wie ein Schwamm und bemerkt alles. Sie bemerkt, wenn der mickeymausförmige Pfannkuchen verschieden große Ohren hat, wenn die Farben der neuen Filzstifte leuchtender sind als die der ausgetrockneten, wenn die Erde im Blumenkasten trocken ist, wenn ich eine neue Joghurtsorte kaufe ... Sie bemerkt auch, wenn ich ihr keine Aufmerksamkeit widme.

Es gibt Tage, an denen fühle ich mich wie Wonder Woman, zwischen dem Muttersein von zwei kleinen Kindern und dem Arbeiten, Kochen, Saubermachen, Bewirten und mehr jonglierend. An manchen Tagen denke ich, ich müsste alles dafür tun, diese Wonder Woman zu sein, berufliche Anrufe nach Feierabend zu beantworten und unverzüglich auf E-Mails zu reagieren, weil mich das irgendwie zu einem erfolgreicheren Profi macht. Mein Verstand lässt mich wissen, dass ich härter arbeiten muss. Ich sage mir, ich müsste es zur Unterstützung meiner Familie tun. Auch wenn das alles wahr sein mag, hat es doch seinen Preis.

Kleinkind: »Mama, schau mal!« [hält sein eben gemaltes Kunstwerk zu meinen Füßen]

Ich: [tippe auf meinem Handy herum]

Kleinkind: »Mama!«

Ich: »Gib mir eine Sekunde, ich bin fast fertig.«

Kleinkind [läuft zurück zum Künstlertisch]

Huch. Ich bin meinen Kindern gegenüber oft sehr aufmerksam, doch hier habe ich den Moment verpasst. Ich habe meine Tochter verletzt und das verletzt wiederum mich. Obwohl es viele »Schau mal«-Momente mit meinen Kindern gibt, habe ich diesen einen verpasst. Die »Ich bin als Mutter nicht gut genug«-Geschichte beginnt, sich in meinem Kopf abzuspulen.

Diese verpassten Momente kommen viel zu oft vor, weil mein Leben so »busy« ist, dass ich mich fühle, als müsse ich immerzu etwas einholen. Die Wahrheit ist, dass ich immer irgendeine Arbeit zu erledigen haben werde, aber ich habe nicht immer meine Kinder, die mir ihre Kunstwerke zeigen wollen.

Dieser Schmerz teilte mir etwas Wertvolles über meine Liebe zu meinen Kindern mit. Der Schmerz führte dazu, dass ich etwas ändern wollte.

Wenn mein Telefon läutet, sagt meine Elfmonatige tatsächlich »Oh-oh«, weil sie weiß, dass das Telefon dafür steht, dass meine Aufmerksamkeit von ihr abgelenkt wird. Deshalb lege ich jetzt mein Telefon weg, wenn ich mit meinen Kindern spiele, weil ich ganz präsent sein möchte. Ich stelle mein Telefon auf stumm, damit ich nicht vom Piepen einer eintreffenden Textnachricht oder eines Anrufs abgelenkt werde. Manchmal lege ich es sogar in einen anderen Raum, damit ich weniger verlockt werde, es zu checken. Die Telefon-Auszeit wird dann kniffelig, wenn ich in besonders zauberhaften Momenten ein paar Fotos von meinen Kids knipsen will, weil ich dann schon wieder hinter einem Bildschirm verschwinde. Ich verpasse schon wieder einen Moment, wenn Ich durch die Bilder scrolle, um zu sehen, ob ich ein gutes gemacht habe.

Denke ich an diese verpassten Momente, ist mir klar, dass ich die Wahl habe, und stelle mir selbst die Frage: Will ich wirklich dem Bedürfnis nachgeben, das mein Handy in mir schürt, oder will ich mir einen Filzstift schnappen und bei der Ausmal-Party dabei sein?

ACT hat mir sowohl persönlich also auch professionell dabei geholfen, zu wachsen, weil sie mich permanent neu bewerten lässt, was in meinem Leben wichtig ist und mich dann daran erinnert, dass ich die Wahl habe, die Schritte weg vom Leiden und hin zu einem selbstbestimmteren Leben zu machen. Wenn ich innehalte und die Pfannkuchen rieche, über die Linie hinaus ausmale, meine Hände schmutzig mache, in die Augen meiner Kinder schaue und ihr Lachen höre, dann spüre ich, dass ich nicht nur Zeugin dieses Moments bin, sondern Teil davon.

Und da war noch die eine

Wenn Sie besonders scharfsinnig sind, dann ist Ihnen vielleicht aufgefallen, dass ich von *fünf* leidenschaftlichen Frauen gesprochen habe, die ihre persönliche Geschichte erzählen, aber nur vier aufgenommen habe. Das liegt daran, dass ich selbst die fünfte bin. Ich werde es kurz machen, denn ich habe bereits viele meiner eigenen Erfahrungen im Buch verstreut.

Während ich ganz gewiss noch immer ein unperfektes, unfertiges Erzeugnis bin, verdanke ich den letzten achtzehn Jahren des Lernens, Lebens und Teilens von ACT, die mir Werkzeuge an die Hand gegeben hat, um Schmerz anzunehmen und laut zu leben, zu lachen und zu arbeiten. Durch ACT erfahre ich in den viel zu seltenen Momenten mit meinen Kindern, meinem Mann, meinen Freundinnen und meinen Hunden Seligkeit. Ich bin voller Ehrfurcht und Staunen, wenn ich innehalte, um den Meeresblick ganz auf mich wirken zu lassen oder die atemberaubenden Sonnenuntergänge direkt vor meinem Büro. Dank ACT traf ich trotz meiner Angst und Unsicherheit mutige und gewagte Entscheidungen, die mir eine reiche und erfüllende Karriere ermöglichten und die bestmögliche Work-Life-Balance, die ich mir vorstellen kann. Durch ACT fühle ich mich mit meinen Klientinnen zutiefst verbunden.

Das Leben ist nicht weniger schmerzhaft geworden. Im Gegenteil. Die vergangenen fünf Jahre waren unvorstellbar schwierig auf eine Art, für die ich meine Memoiren schreiben müsste, um sie angemessen zu beschreiben. Doch mithilfe von ACT habe ich nicht nur einen Hurrikan der Kategorie 6 überlebt (metaphorisch gesprochen), sondern bin stattdessen selbstbestimmter geworden. Durch ACT mag ich mich. Mit allen Makeln.

Ich bin eine Frau, ich gebe den Ton an

Bevor ich Sie dem abschließenden »Zum Mitnehmen« überlasse, möchte ich den Kreis zu etwas schließen, was Sie schon ganz zu Beginn des Buches gelesen haben. Ich habe Ihnen ein paar meiner Rechercheergebnisse mitgeteilt, auf wie viele verschiedene Arten Frauen an den Rand gedrängt werden (zum Beispiel ungleiche Bezahlung, »Pink Tax« etc.) und stellte fest, dass dies womöglich teilweise mit der größere Häufigkeit von Angst, Sorge und Stress unter Frauen in Zusammenhang stehen könnte.

Doch es gibt auch eine Kehrseite der Medaille. Kämpfen wir wirklich auf Schritt und Tritt gegen die Gender-Ungleichheit? Ja, das tun wir. *Und* die Forschung zeigt *auch*:

- Patientinnen und Patienten, die von Ärztinnen behandelt werden, weisen eine niedrigere Sterblichkeits- und Wiederaufnahmerate im Krankenhaus auf als diejenigen, die von männlichen Medizinern behandelt werden.[126]
- Frauen sterben seltener an einem Herzinfarkt, wenn sie von einer Ärztin behandelt werden.[127]
- Befinden sich in Führungsriegen auch Frauen, verbessert sich die finanzielle Performance des Unternehmens dramatisch.[128]
- Sind Frauen bei gemeinschaftlichen Entscheidungen über die Bodenbewirtschaftung beteiligt, verbessert sich der Umweltschutz.[129]
- Neue, ungewöhnliche Fähigkeiten werden eher von Frauen als von Männern in Konzernvorstände eingebracht, wodurch diese Vorstände effektiver werden.[130]
- Wenn Frauen an Konfliktpräventionen und -lösungen beteiligt sind, ist das Scheitern von Friedensabkommen weniger wahrscheinlich[131] und deren Bestand wahrscheinlicher[132].

- Das Leben von Frauen und Müttern verbessert sich, wenn Frauen die politische Bühne betreten: Weibliche Abgeordnete unterstützen mehr Gesetzentwürfe und verabschieden mehr Gesetze, die Gesundheit und Wohlbefinden von Frauen fördern, und lassen ihren Wahlbezirken mehr Geld zukommen.[133, 134]

Diese Liste lässt sich beliebig weiterführen. Frauen sind leidenschaftlich. Wir sind stark. Wir haben auf der persönlichen und der professionellen Ebene so viel beizusteuern. Mein Wunsch an Sie ist, dass Sie mit Ihrer eigenen ACT-Reise fortfahren und mit jedem psychisch flexiblen Schritt, den Sie tun, selbstbestimmter werden, wie auch immer das aussehen mag. (Und Sie können die Quellenangaben in diesem Buch nutzen, noch mehr über ACT zu lesen.)

Ein letztes »Zum Mitnehmen«

Es ist tatsächlich so etwas wie ein Scherz in der Community für psychische Gesundheit, dass wir Psychologen unsere Akronyme lieben. Deshalb beschere ich Ihnen für diesen abschließenden Moment ein Akronym, das alles, was Sie über die ACT gelernt haben, zusammenfasst. Für ein allerletztes verwundertes Kopfschütteln gebe ich Ihnen jetzt noch ein **SEI SELBSTBESTIMMT** (Ist doch klar, was auch sonst?):

- **S**chaffen Sie Platz für Gefühle.
- **E**ntdecken Sie das gegenwärtige Erleben.
- **I**maginieren Sie Ihre Geschichte.
- **S**chaffen Sie Ihren Gedanken auf unparteiische Weise Platz.
- **E**inatmen, ausatmen.
- **L**assen Sie Ihren Schmerz zu.
- **B**estimmen Sie Ihre Werte.
- **S**chaffen Sie Raum für wertegesteuerte Entscheidungen.
- **T**un Sie etwas, werden Sie aktiv!
- **B**efreien Sie sich von den Fesseln der Angstvermeidung.
- **E**rleben Sie Achtsamkeit.
- **S**eien Sie bereit.
- **T**rauen Sie sich, Selbstmitgefühl zu praktizieren.

- **I**dentifizieren Sie sich mit Ihren Wünschen.
- **M**achen Sie, was Sie sich wünschen.
- **M**achen Sie Platz für Ihr leidenschaftliches Selbst.
- **T**eilen Sie es der ganzen Welt mit!

Kleiner Spaß, einen hab ich noch, doch das ist wirklich das allerletzte, echte »Zum Mitnehmen« (und außerdem viel einfacher zu merken!) Selbstbestimmt zu sein und zu handeln bedeutet, einen neuen Weg zu beschreiten – einen psychisch flexiblen Weg – und zu **LEBEN**:

- **L**auschen Sie dem Schmerz.
- **E**rlauben Sie ihm, einzutreten.
- **B**etrachten und wertschätzen Sie ihn.
- **E**rweitern Sie Ihr Leben.

Arbeitsblätter

Vermeidungs-Bestandsaufnahme

Angst und andere Beschwerden	Strategien: was ich tue und was nicht	Vorteile	Preis	Was sagt mir meine Erfahrung?
Angst, vor anderen zu sprechen	Vermeide Meetings, bewerbe mich nicht um Beförderungen	Erfolgreiches Vermeiden der Angst, die sich beim Sprechen vor anderen äußert	Mangel an Freiheit, fühle mich schlecht, weil ich nicht das tun kann, was im Beruflichen von mir verlangt wird. Die Angst wird größer.	Lässt mich kurz besser fühlen, aber verschlechtert die Dinge auf lange Sicht und löst das Problem nicht.
Scheu davor, den Arbeitsbericht zu schreiben	Prokrastination	Momentane Erleichterung, bin »vom Haken«, reduziert die Scheu	Dasselbe Arbeitspensum, weniger Zeit: mehr Stress/Angst und noch immer Scheu	wie oben
Von einem Kollegen oder Freund enttäuscht sein, aber es nicht ansprechen	Vermeiden, über Gefühle zu sprechen, hoffen, dass es vorbeigeht, über die Person hinter deren Rücken reden	Konfliktvermeidung, mögliche Ablehnung/verlassen werden vermeiden, momentan besser fühlen	Groll nimmt zu, die Beziehung ist auf Dauer mehr beschädigt, nicht sein, wie/wer ich sein will	wie oben

Problemlöser

Stellen Sie das Problem fest:

....
....
....
....

Finden Sie den Ursprung des Problems, da dieser eine Lösung bereithalten könnte:

....
....
....
....

Listen Sie mögliche Folgen auf, wenn Sie nichts unternehmen:

....
....
....
....

Entscheiden Sie sich für eine Lösung und handeln Sie:

....
....
....
....

Schätzen Sie die Effektivität ab:

....
....
....
....

Ziehen Sie eine Lehre daraus, um zukünftige Probleme zu vermeiden:

....
....
....
....

Das Ich, das ich sein möchte

abenteuerlustig	einfühlsam	konservativ	selbstbewusst
abgeklärt	energisch	kooperativ	sexuell
achtsam	engagiert	kraftvoll	sinnlich
aktiv	enthusiastisch	kreativ	sozial
akzeptierend	erfahren	kühn	spielerisch
altruistisch	ermutigend	leidenschaftlich	spirituell
ambitioniert	fair	liebevoll	spontan
analytisch	fantasievoll	loyal	standfest
aufmerksam	fit	lustig	temperamentvoll
aufrichtig	fleißig	mitfühlend	tolerant
ausdauernd	flexibel	mutig	treu
ausgeglichen	frei	nachdenklich	unabhängig
authentisch	freundlich	nährend	unerschütterlich
autonom	fürsorglich	neugierig	unterstützend
behilflich	gerecht	offen	verantwortungs-bewusst
bereit	geschickt	ordentlich/ organisiert	verletzlich
bescheiden	gesellig	präsent	verständnisvoll
bewusst	gesund	präsentabel	vertrauend
couragiert	gewissenhaft	proaktiv	verzeihend
dankbar	gnädig	produktiv	warmherzig
diszipliniert	großzügig	professionell	wissbegierig
durchsetzungs-fähig	hilfreich	reflektierend	wohltätig
ehrenhaft	höflich	respektvoll	wohlwollend
ehrlich	humorvoll	romantisch	zielgerichtet
eifrig	innig	rücksichtsvoll	zielstrebig
einfallsreich	interessiert	selbstbestimmt	zuverlässig

Ihre Rüstung kennenlernen und verstehen

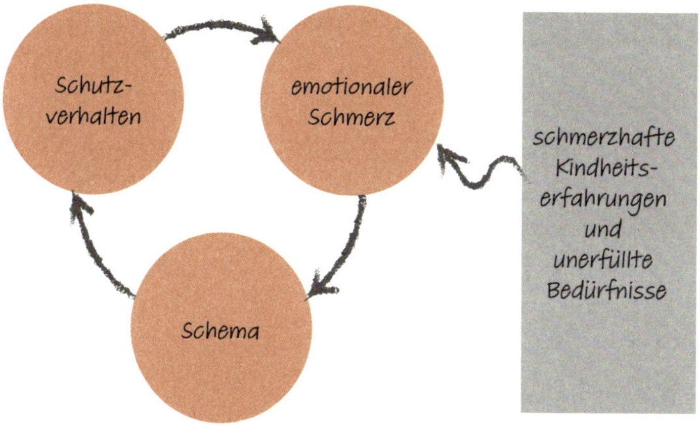

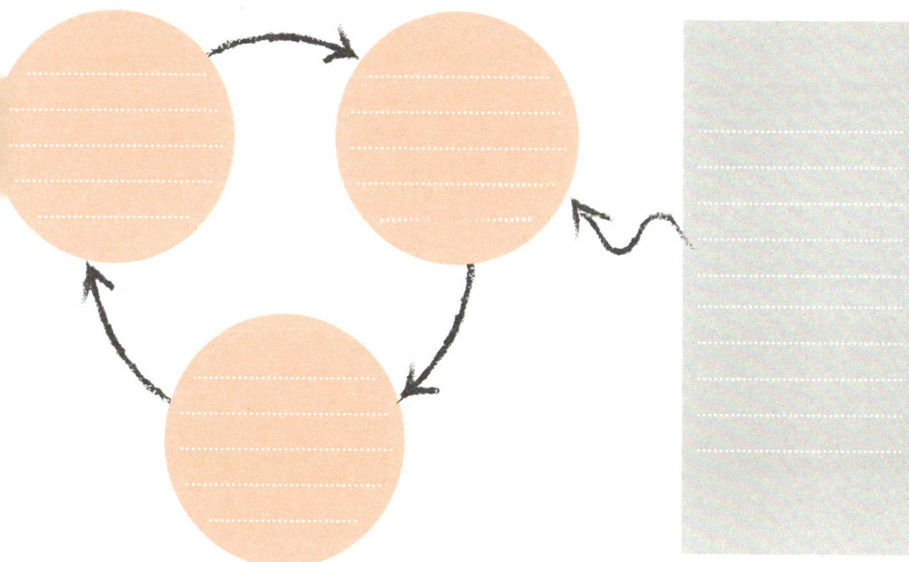

Die Macht liegt in der Bedeutung

Gedanke	Verzweiflung (0–10)

Vulkanhöhlenplan

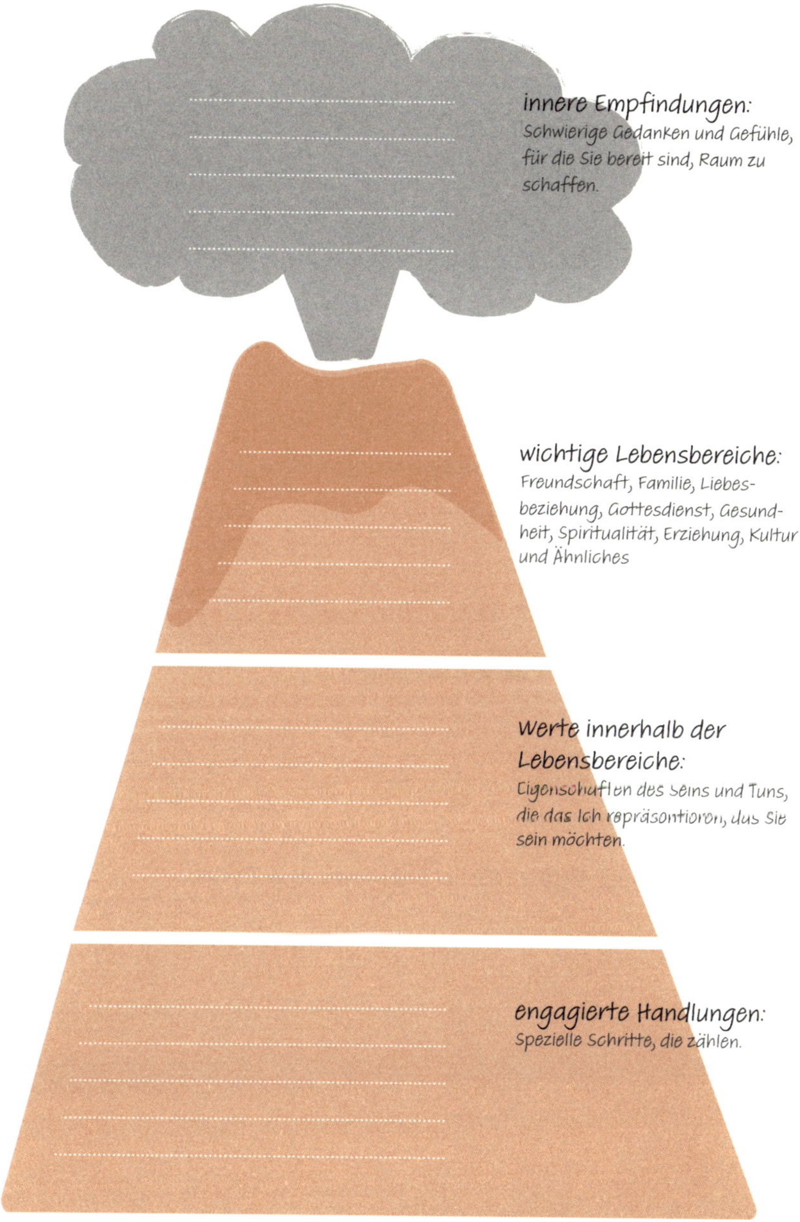

Selbstbestimmte Hürdenspringerin

Komplikation: Benennen Sie das zu lösende Problem oder das zu überwindende Hindernis.

....
....
....
....

Option: Überlegen Sie sich kreative Möglichkeiten oder Alternativen.

....
....
....
....

Auswahl: Wählen Sie eine Option und probieren Sie sie aus.

....
....
....
....

Bewerten: Bewerten Sie, wie es gelaufen ist.

....
....
....
....

Wiederholung: Wählen Sie bei Bedarf eine neue Option.

....
....
....
....

Weiterführende Literatur

ACT-Selbsthilfebücher für Ängste bei Erwachsenen

Forsyth, J. und G. Eifert (2020): Angst kommt und geht. 55 Wege, inneren Frieden zu finden. Göttingen, Hogrefe.

Wilson, K. und T. Dufrene (2011): Und wenn alles ganz furchtbar schiefgeht? Lernen mit Ängsten umzugehen. Paderborn, Junfermann.

ACT-Selbsthilfebücher für Ängste bei Erwachsenen und Stress

Fleming, J. und N. Kocovski (2013): The Mindfulness and Acceptance Workbook for Social Anxiety and Shyness: Using Acceptance and Commitment Therapy to Free Yourself from Fear and Reclaim Your Life. Oakland, CA: New Harbinger Publications.

Folette, V. und J. Pistorello (2007): Zurück ins Leben finden: Mit ACT posttraumatische Belastungsstörungen und traumabedingte Probleme bewältigen. Paderborn, Junfermann.

Forsyth, J. und G. Eifert (2016): The Mindfulness and Acceptance Workbook for Anxiety: A Guide to Breaking Free from Anxiety, Phobias, and Worry Using Acceptance and Commitment Therapy. Oakland, CA: New Harbinger Publications.

Livhem, F. und F. Bond (2018): The Mindfulness and Acceptance Workbook for Stress Reduction: Using Acceptance and Commitment Therapy to Manage Stress, Build Resilience, and Create the Life You Want. Oakland, CA: New Harbinger Publications.

ACT-Bücher und Arbeitsbücher für Teenager und junge Erwachsene

Ciarrochi, J. und Hayes, L. (2012): Get Out of Your Mind and into Your Life for Teens: A Guide to Living an Extraordinary Life. Oakland, CA: New Harbinger Publications.

Fielding, L. (2019): Mastering Adulthood: Go Beyond Adulting to Become an Emotional Grown-Up. Oakland, CA: New Harbinger Publications.

Scarlet, J. (2017): Superhero Therapy: Mindfulness Skills to Help Teens and Young Adults Deal with Anxiety, Depression, and Trauma. Oakland, CA: New Harbinger Publications.

Sedley, B. (2019): Stuff that Sucks – Wenn alles nervt: Eine Anleitung für Jugendliche zu akzeptieren, was du nicht ändern kannst und dich auf das zu konzentrieren, was du ändern kannst. Tübingen, dgvt.

Turrell, S. und C. McCurry (2018): The Mindfulness and Acceptance Workbook for Teen Anxiety: Activities to Help You Overcome Fears and Worries Using Acceptance and Commitment Therapy. Oakland, CA: New Harbinger Publications.

ACT-Bücher für Eltern

Coyne, L. und A. Murrell (2011): Freude am Elternsein – Mut zum Erziehen: Hilfen für einen achtsamen und wirksamen Umgang mit Ihrem Kind. Göttingen, Hogrefe.

McCurry, C. (2009): Ihr ängstliches Kind mit Achtsamkeit und Akzeptanz begleiten: ACT – ein wirkungsvoller Weg durch Angst, Panik und Sorge. Freiburg, Arbor.

Zurita Ona, P. (2017): Parenting a Troubled Teen: Manage Conflict and Deal with Intense Emotions Using Acceptance and Commitment Therapy. Oakland, CA: New Harbinger Publications.

Zudem haben Sie unter dem Link http://www.newharbinger.com/34413 den Zugriff auf kostenlose Downloads mit Tonaufnahmen, mit denen Sie Ihre Praxis erweitern können.

Referenzen

Carvalho, S., A. Dinis, J. Pinto-Gouveia und C. Estanqueiro (2015): Memories of Shame Experiences with Others and Depression Symptoms: The Mediating Role of Experiential Avoidance. Clinical Psychology and Psychotherapy 22. S. 32–44.

Endnoten

1 Kessler, R. C., W. Tat Chiu, O. Demler und E. E. Walters (2005): Prevalence, Severity, and Comorbidity of 12-Month DSM-IV Disorders in the National Comorbidity Survey Replication. Archives of General Psychiatry 62. S. 617–627.

2 World Health Organization (2017): Depression and Other Common Mental Disorders: Global Health Estimates. Genf: World Health Organization.

3 Kessler et al. 2005

4 Bishu, S. G. und M. G. Alkadry (2017): A Systematic Review of the Gender Pay Gap and Factors That Predict It. Administration & Society 49. S. 65–104.

5 Files, J. A., A. P. Mayer, M. G. Ko, P. Friedrich, M. Jenkins, M. J. Bryan, S. Vegunta, C. M. Wittich, M. A. Lyle, R. Melikian, T. Duston, Y. H. Chang und S. N. Hayes (2017): Speaker Introductions at Internal Medicine Grand Rounds: Forms of Address Reveal Gender Bias. Journal of Women's Health 26. S. 413–419.

6 Joshi, A., J. Son und H. Roh (2015): When Can Women Close the gap? A Meta-Analytic Test of Sex Differences in Performance and Rewards. Academy of Management Journal 58. S. 1516–1545.

7 Grabe, S., L. M. Ward und J. S. Hyde (2008): The Role of the Media in Body Image Concerns Among Women: A Meta-Analysis of Experimental and Correlational Studies. Psychological Bulletin 134. S. 460–476.

8 Pew Research Center (2015): Raising Kids and Running a Household: How Working Parents Share the Load. Abgerufen 10. November 2018 von https://www.pewsocialtrends.org/2015/11/04/raising-kids-and-running-a-household-how-working-parents-share-the-load/

9 Black, M. C., K. C. Basile, M. J. Breiding, S. G. Smith, M. L. Walters, M. T. Merrick, J. Chen und M. R. Stevens (2011): The National Intimate Partner and Sexual Violence Survey (NISVS): 2010 Summary Report. Atlanta, GA: National Center for Injury Prevention and Control, Centers for Disease Control and Prevention.

10 Finkelhor, D., G. Hotaling, I. A. Lewis und C. Smith (1990): Sexual Abuse in a National Survey of Adult Men and Women: Prevalence, Characteristics, and Risk Factors. Child Abuse & Neglect 14. S. 19–28.

11 Heilman, M. E., A. S. Wallen, D. Fuchs und M. M. Tamkins (2004): Penalties for Success: Reactions to Women Who Succeed at Male Gender-Typed Tasks. Journal of Applied Psychology 89. S. 416–427.

12 Rudman, L. A. und P. Glick (1999): Feminized Management and Backlash Toward Agentic Women: The Hidden Costs to Women of a Kinder, Gentler Image of Middle Managers. Journal of Personality and Social Psychology 77. S. 1004–1010.

13 Karpowitz, C. F., T. Mendelberg und L. Shaker (2012): Gender Inequality in Deliberative Participation. American Political Science Review 106. S. 533–547.

14 Brescoll, V. L. und E. L. Uhlmann (2008). Can an Angry Woman Get Ahead? Status Conferral, Gender, and Expression of Emotion in the Workplace. Psychological Science 19. S. 268–275.

15 Park, L. E., A. F. Young und P. W. Eastwick (2015): Psychological Distance Makes the Heart Grow Fonder: Effects of Psychological Distance and Relative Intelligence on Men's Attraction to Women. Personality and Social Psychology Bulletin 4. S. 1459–1473.

16 De Blasio, B. und J. Menin (2015): From Cradle to Cane: The Cost of Being a Female Consumer. A study of Gender Pricing in New York City. The New York Department of Consumer Affairs. Abgerufen 10. November 2018 von https://www1.nyc.gov/assets/dca/downloads/pdf/partners/Study-of-Gender-Pricing-in-NYC.pdf

17 Babcock, L., M. P. Recalde, L. Vesterlund und L. Weingart (2017): Gender Differences in Accepting and Receiving Requests for Tasks with Low Promotability. In: American Economic Review 107, S. 714–747.

18 Brescoll, V. L., E. Dawson und E. L. Uhlmann (2010): Hard Won and Easily Lost: The Fragile Status of Leaders in Gender-Stereotype-Incongruent Occupations. Psychological Science 21. S. 1640–1642.

19 Hayes, S., K. Strosahl und K. Wilson (1999): Acceptance and Commitment Therapy: An Experiential Approach to Behavior Change. New York: Guilford Press.

20 Hayes, S., K. Strosahl und K. Wilson (2012): Acceptance and Commitment Therapy: The Process and Practice of Mindful Change. New York: Guilford Press.

21 World Health Organization 2017

22 Arch, J. J., G. H. Eifert, C. Davies, J. Vilardaga, R. D. Rose und M. G. Craske (2012): Randomized Clinical Trial of Cognitive Behavioral Therapy (CBT) versus Acceptance and Commitment Therapy (ACT) for Mixed Anxiety Disorders. In: Journal of Consulting and Clinical Psychology 80, S. 750–765.

23 Eilenberg, T., P. Fink, J. S. Jensen, W. Rief und L. Frostholm (2016): Acceptance and Commitment Group Therapy (ACT-G) for Health Anxiety: A Randomized Controlled Trial. Psychological Medicine 46. S. 103–115.

24 Forman, E. M., J. D. Herbert, E. Moitra, P. D. Yeomans und P. A. Geller (2007): A Randomized Controlled Effectiveness Trial of Acceptance and Commitment Therapy and Cognitive Therapy for Anxiety and Depression. Behavior Modification 31. S. 772–799.

25 Ritzert, T. R., J. P. Forsyth, S. C. Sheppard, J. F. Boswell, C. R. Berghoff und G. H. Eifert (2016): Evaluating the Effectiveness of ACT for Anxiety Disorders in a Self-Help Context: Outcomes from a Randomized Wait-List Controlled Trial. Behavior Therapy 47 (4). S. 444–459.

26 Roemer, L., S. M. Orsillo und K. Salters-Pedneault (2008): Efficacy of an Acceptance-Based Behavior Therapy for Generalized Anxiety Disorder: Evaluation in a Randomized Controlled Trial. Journal of Consulting and Clinical Psychology 76. S. 1083–1089.

27 Wetherell, J. L., N. Afari, C. R. Ayers, J. A. Stoddard, J. Ruberg, J. T. Sorrell, et al. (2011): Acceptance and Commitment Therapy for Generalized Anxiety Disorder in Older Adults: A Preliminary Report. Behavior Therapy 42. S. 127–134.

28 Barlow, D. H. (2002): Anxiety and Its Disorders. 2. Aufl. New York: Guilford Press.

29 Marks, I. M. und R. M. Nesse (1994): Fear and Fitness: An Evolutionary Analysis of Anxiety Disorders. Ethology and Sociobiology 15. S. 247–261.

30 Lazarus, R. S. (1991): Progress on a Cognitive-Motivational-Relational Theory of Emotion. American Psychologist 46. S. 819–834.

31 Yerkes, R. M. und J. D. Dodson (1908): The Relation of Strength of Stimulus to Rapidity of Habit-Formation. Journal of Comparative Neurology and Psychology 18. S. 459–482.

32 McGonigal, K. (2013): How to Make Stress Your Friend. Gefilmt im Juni 2013 in Edinburgh, Schottland. TED video, 13:21. https://www.ted.com/talks/kelly_mcgonigal_how_to_make_stress_your_friend?language = de

33 Cannon, W. B. (1929): Bodily Changes in Pain, Hunger, Fear, and Rage. Researches into the Function of Emotional Excitement. New York: Harper and Row.

34 Roelofs, K. (2017): Freeze for Action: Neurobiological Mechanisms in Animal and Human Freezing. Philosophical Transactions of the Royal Society B: Biological Sciences 372. S. 1,718.

35 Barlow 2002

36 Marks und Nesse 1994

37 Nesse, R. M. (1987): An Evolutionary Perspective on Panic Disorder and Agoraphobia. Ethology and Sociobiology 8. S. 73S–83S.

38 American Psychiatric Association (2013): Diagnostic and Statistical Manual of Mental Disorders. 5. Auflage. Arlington, VA: American Psychiatric Publishing.

39 Forsyth, J. P. und G. H. Eifert (1996): The Language of Feeling and the Feeling of Anxiety: Contributions of the Behaviorisms Toward Understanding the Function-Altering Effects of Language. The Psychological Record 46. S. 607–649.

40 Forsyth und Eifert 1996

41 Stoddard, J. A. und N. Afari (2014): The Big Book of ACT Metaphors: A Practitioner's Guide to Experiential Exercises and Metaphors in Acceptance and Commitment Therapy. Oakland, CA: New Harbinger Publications.

42 Stoddard und Afari 2014

43 Stoddard und Afari 2014

44 Barlow 2002

45 Hayes, S. und S. Smith (2005): Get Out of Your Mind and Into Your Life: The New Acceptance and Commitment Therapy. Oakland, CA: New Harbinger Publications.

46 Stoddard und Afari 2014

47 Kabat-Zinn, J. (1994): Wherever You Go There You Are: Mindfulness Meditation in Everyday Life. New York: Hyperion.

48 Nakamura, J. und M. Csikszentmihalyi (2009): Flow Theory and Research. In: C. R. Snyder und S. J. Lopez (Hrsg.) The Oxford Handbook of Positive Psychology. 2. Aufl. New York: Oxford University Press, Inc.

49 Hayes, Strosahl und Wilson 1999

50 Campbell-Sills, L., D. H. Barlow, T. A. Brown und S. G. Hofmann (2006): Effects of Suppression and Acceptance on Emotional Responses of Individuals with Anxiety and Mood Disorders. Behaviour Research and Therapy 44. S. 1251–1263. doi.org/10.1016/j.brat.2005.10.001

51 Levitt, J. T., T. A. Brown, S. M. Orsillo und D. H. Barlow (2004): The Effects of Acceptance Versus Suppression of Emotion on Subjective and Psychophysiological Response to Carbon Dioxide Challenge in Patients with Panic Disorder. Behavior Therapy 35. S. 747–766.

52 Hooper, N., K. E. Sandoz, J. Ashton, A. Clarke und L. McHugh (2012): Comparing Thought Suppression and Acceptance as Coping Techniques for Food Cravings. Eating Behaviors 13. S. 62–64.

53 Masedo, A. I. und M. R. Esteve (2007): Effects of Suppression, Acceptance, and Spontaneous Coping on Pain Tolerance, Pain Intensity, and Distress. Behaviour Research and Therapy 45. S. 199–209.

54 Liverant, G. I., T. A. Brown, D. H. Barlow, and L. Roemer (2008): Emotion Regulation in Unipolar Depression: The Effects of Acceptance and Suppression of Subjective Emotional Experience on the Intensity and Duration of Sadness and Negative Affect. Behaviour Research and Therapy 46. S. 1201–1209.

55 Hayes, Strosahl und Wilson 1999

56 Stoddard und Afari 2014

57 Hayes und Smith 2005

58 Hayes und Smith 2005

59 Stoddard und Afari 2014

60 Hayes und Smith 2005

61 Walser, R. und Westrup, D. (2007): Acceptance & Commitment Therapy for the Treatment of Post-Traumatic Stress Disorder & Trauma-Related Problems: A Practitioner's Guide to Using Mindfulness & Acceptance Strategies. Oakland, CA: New Harbinger.

62 Hayes, L. L. und J. Ciarrochi (2015): The Thriving Adolescent: Using Acceptance and Commitment Therapy and Positive Psychology to Help Teens Manage Emotions, Achieve Goals, and Build Connection. Oakland, CA: New Harbinger Publications.

63 Hayes und Smith 2005

64 Wilson, K. G. und T. DuFrene (2009): Mindfulness for Two: An Acceptance and Commitment Therapy Approach to Mindfulness in Psychotherapy. Oakland, CA: New Harbinger.

65 Stoddard und Afari 2014

66 Stoddard und Afari 2014

67 Liddell, H. S. (1949): The Role of Vigilance in the Development of Animal Neurosis. In: P. Hoch und I. Zubin (Hrsg.) Anxiety. New York: Grune & Stratton.

68 Marks und Nesse 1994

69 Nesse, R. M. (2001): The Smoke Detector Principle: Natural Selection and the Regulation of Defenses. Annals of the New York Academy of Sciences 935. S. 75–85.

70 Bromberg-Martin, E. S. und O. Hikosaka (2009): Midbrain Dopamine Neurons Signal Preference for Advance Information About Upcoming Rewards. Neuron 63. S. 119–126.

71 De Berker, A. O., R. B. Rutledge, C. Mathys, L. Marshall, G. F. Cross, R. J. Dolan und S. Bestmann (2016): Computations of Uncertainty Mediate Acute Stress Responses in Humans. Nature Communications 7. S. 1–11.

72 de Berker et al. 2015

73 Carleton, R. N. (2016): Into the Unknown: A Review and Synthesis of Contemporary Models Involving Uncertainty. Journal of Anxiety Disorders 39. S. 30–43.

74 Nesse, R. M. (1998): Emotional Disorders in Evolutionary Perspective. British Journal of Medical Psychology 71. S. 397–415.

75 Waldinger, R. (2015): What Makes a Good Life? Lessons from the Longest Study on Happiness. Gefilmt November 2015 in Brookline, MA. TED video, 12:48. https://www.ted.com/talks/robert_waldinger_what_makes_a_good_life_lessons_from_the_longest_study_on_happiness?language=en

76 Wilson, K. G. (2018): Self-Care, Kindness, and Living Well with Dr. Kelly Wilson. Psychologists Off the Clock. Aufgenommen 13. November 2018 durch Mitmoderatorin Diana Hill. Audio podcast, 1:01:23. Abegrufen von http://www.offtheclockpsych.com/podcast/science-of-kindness?rq=kelly%20wilson

77 Beck, A. T. (1967): Depression: Clinical, Experimental, and Theoretical Aspects. New York: Harper Row.

78 Young, J. E., J. S. Klosko und M. E. Weishaar (2003): Schema Therapy: A Practitioner's Guide. New York: Guilford.

79 Young, Klosko und Weishaar 2003

80 Young, Klosko und Weishaar 2003

81 Beck 1967

82 Young, Klosko und Weishaar 2003

83 Bouton, M. (2014): Why Behavior Change Is Difficult to Sustain. Preventive Medicine 68. S. 29–36.

84 McKay, M., A. Lev und M. Skeen (2012): Acceptance and Commitment Therapy for Interpersonal Problems: Using Mindfulness, Acceptance, and Schema Awareness to Change Interpersonal Behaviors. Oakland, CA: New Harbinger Publications.

85 Wegner, D. M. (1994): Ironic Processes of Mental Control. Psychological Review 101. S. 34–52.

86 Wenzlaff, R. M. und D. M. Wegner (2000): Thought Suppression. Annual Review of Psychology 51. S. 59–91.

87 Hayes und Smith 2005

88 Roediger, E., B. A. Stevens und R. Brockman (2018): Contextual Schema Therapy: An Integrative Approach to Personality Disorders, Emotional Dysregulation, & Interpersonal Functioning. Oakland, CA: New Harbinger Publications.

89 Roediger, Stevens und Brockman 2018

90 Luoma, J. B., S. C. Hayes und R. C. Walser (2007): Learning ACT: An Acceptance & Commitment Therapy Skills-Training Manual for Therapists. Oakland, CA: New Harbinger, and Reno. NV: Context Press.

91 Hayes, Strohsahl und Wilson 1999

92 Hayes und Smith 2005

93 Stoddard und Afari 2014

94 Hayes, Strosahl und Wilson 1999

95 Stowe, H. B. (1856): Dred: A Tale of the Great Dismal Swamp. London: Phillips, Sampson and Company.

96 Butler, K. (2014): Text quotes. Abgerufen von https://lessonslearnedinlife.com/text-quotes//

97 Hayes, Strosahl und Wilson 1999

98 Hayer, Strosahl und Wilson 1999

99 Hayer, Strosahl und Wilson 1999

100 Stoddard und Afari 2014

101 Kannan, D. und H. M. Levitt (2013): A Review of Client Self-Criticism in Psychotherapy. Journal of Psychotherapy Integration 23. S. 166–178.

102 Whelton, W. J. und L. S. Greenberg (2005): Emotion in Self-Criticism. Personality and Individual Differences 38. S. 1583–1595.

103 Neff, K. D. (2003): Self-Compassion: An Alternative Conceptualization of a Healthy Attitude Toward Oneself. Self and Identity 2. S. 85–102.

104 Orsillo, S. M. und Roemer, L. (2011): The Mindful Way Through Anxiety: Break Free From Chronic Worry and Reclaim Your Life. New York, NY: Guilford Press.

105 Raes, F. (2010): Rumination and Worry as Mediators of the Relationship. Between Self-Compassion and Depression and Anxiety. Personality & Individual Differences 48. S. 757–761.

106 Neff, K. und R. Vonk (2009): Self-Compassion versus Global Self-Esteem: Two Different Ways of Relating to Oneself. Journal of Personality 77. S. 23–50.

107 Neff, K. D., K. Kirkpatrick und S. S. Rude (2007): Self-Compassion and Its Link to Adaptive Psychological Functioning. Journal of Research in Personality 41. S. 139–154.

108 Neff, K. D., S. S. Rude und K. Kirkpatrick (2007): An Examination of Self-Compassion in Relation to Positive Psychological Functioning and Personality Traits. Journal of Research in Personality 41. S. 908–916.

109 Neff 2003

110 Neff, K. D. (2008): Self-Compassion: Moving Beyond the Pitfalls of a Separate Self-Concept. In: J. Bauer und H. A. Wayment (Hrsg.) Transcending Self-Interest: Psychological Explorations of the Quiet Ego. Washington, DC: APA Books.

111 Neff, K. D. (2011): Self-Compassion, Self-Esteem, and Well-Being. Social and Personality Psychology Compass 5. S. 1–12.

112 Baumeister, R. F., J. D. Campbell, J. L., Krueger und K. D. Vohs (2003): Does High Self-Esteem Cause Better Performance, Interpersonal Success, Happiness, or Healthier Lifestyles? Psychological Science in the Public Interest 4. S. 1–44.

113 Neff 2011

114 Hayes, Strosahl und Wilson 2012

115 Hayes, Strosahl und Wilson 2012

116 Scarlet, J. (2018): Defining Your Origin Story. Superhero Therapy. Abgerufen 15. August 2018 von http://www.superhero-therapy.com/defining-your-origin-story/

117 Tirch, D., B. Schoendorff und L. R. Silberstein (2014): The ACT Practitioner's Guide to the Science of Compassion: Tools for Fostering Psychological Flexibility. Oakland, CA: New Harbinger Publications.

118 Wood, J. V., W. Q. E. Perunovic und J. W. Lee (2009): Positive Self-Statements: Power for Some, Peril for Others. Psychological Science 20. S. 860–866.

119 Kolts, R. L. (2016): CFT Made Simple. Oakland, CA: New Harbinger Publications.

120 Hayes, Strosahl und Wilson 1999

121 Hayes, S., D. Barnes-Holmes und B. Roche (2001): Relational Frame Theory: A Post-Skinnerian Account of Human Language and Cognition. New York: Plenum Press.

122 Hayes, Barnes-Holmes und Rohe 2001

123 Hayes, Strosahl und Wilson 2012

124 D'Zurilla, T. J. und A. M. Nezu (2006): Problem-Solving Therapy: A Positive Approach to Clinical Intervention. 3. Aufl. New York: Springer.

125 Neff, K. D. (2018): Exercise 2: Self-Compassion Break. Abgerufen 10. November 2018 von https://self-compassion.org/exercise-2-self-compassion-break/

126 Tsugawa Y., A. B. Jena, J. F. Figueroa, E. J. Orav, D. M. Blumenthal und A. K. Jha (2017): Comparison of Hospital Mortality and Readmission Rates for Medicare Patients Treated by Male vs Female Physicians. JAMA Internal Medicine 177. S. 206–213.

127 Tsugawa et al. 2017

128 Hunt, V., D. Layton und S. Prince (2015): Why Diversity Matters. McKinsey and Company Annual Report. Abgerufen 24. März 2019 von https://www.mckinsey.com/business-functions/organization/our-insights/why-diversity-matters

129 Cook, N. J., T. Grillos und K. P. Anderson (2019): Gender Quotas increase the Equality and Effectiveness of Climate Policy Interventions. Nature Climate Change 9. S. 330–334.

130 Daehyun, K. und L. T. Starks (2016): Gender Diversity on Corporate Boards: Do Women Contribute Unique Skills? American Economic Review 106. S. 267–71.

131 Paffenholz, T., D. Kew und A. Wanis-St. John (2006): Civil Society and Peace Negotiations: Why, Whether, and How They Could be Involved. Aufsatz, präsentiert bei der International Studies Association Conference, März, San Diego, CA.

132 O'Reilly, M., A. Ó'Súilleabháin und T. Paffenholz (2015): Reimagining Peacemaking: Women's Roles in Peace Processes. New York: International Peace Institute.

133 Swers, M. L. (2005): Connecting Descriptive and Substantive Representation: An Analysis of Sex Differences in Cosponsorship Activity. Legislative Studies Quarterly 30 (3). S. 407–433.

134 Anzia, S. F. und C. R. Berry (2011): The Jackie (and Jill) Robinson Effect: Why Do Congresswomen Outperform Congressmen? In: American Journal of Political Science 55, S. 478–493.